Elisa Tewes

Schöne Gefühle

Ein Aufklärungsbuch in leichter Sprache

Die Veröffentlichung des Bandes wurde gefördert durch
2G-Stiftung Doris und Gerd Grampp
https://2g-stiftung.de

Impressum

1. Auflage, Neu-Ulm 2018
ISBN 978-3-945959-32-9

in Leichter Sprache – geprüft durch: Büro für leichte Sprache, proTeam Himmelsthür gGmbH
Illustrationen: Larissa Waschkewitz
Korrektur gelesen: Vanessa Griepentrog, Helga Hinkelmann, Heiko Heese
Satz und Layout: Hannelore Zimmermann, Neu-Ulm
Herstellung: Druckerei Kleb GmbH, Wangen/Allg.

Die Veröffentlichung erscheint als M 329 in der Reihe Materialien der AG SPAK
AG SPAK Bücher — Tel. (07308) 91 92 61
Burlafinger Str. 11 — Fax (07308) 91 90 95
89233 Neu-Ulm — www.agspak-buecher.de
Mitglied bei aLiVe (assoziation Linker Verlage)

Auslieferung für den Buchhandel: Bestellwerk

Europäisches Logo für einfaches Lesen: Inclusion Europe.
Weitere Informationen unter www.leicht-lesbar.eu

Bibliografische Information der Deutschen Nationalbibliothek

Ein Titeldatensatz für diese Publikation ist bei der Deutschen Bibliothek erhältlich

Elisa Tewes

Schöne Gefühle

Ein Aufklärungsbuch in leichter Sprache

AG SPAK Bücher – M 329

Inhalt

1. DAS FERNGLAS
Körper und Privatsphäre

Heute hat Hannes Geburtstag.

Er wird 25 Jahre alt.

Er ist ganz nervös.

Denn er freut sich auf seine Feier.

Hannes hat seine Freunde eingeladen.

Seine Mit·bewohner und
Arbeits·kollegen aus der Werkstatt.

Und seine Eltern kommen auch.

Es gibt eine große Geburtstags·torte
und viele Geschenke.

Am meisten freut sich Hannes auf die Geschenke.

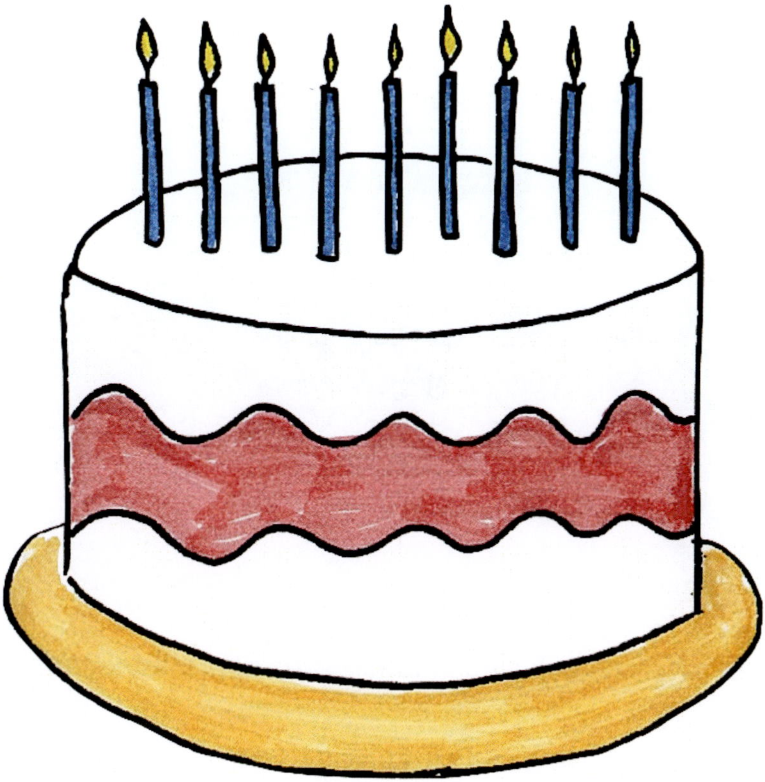

Es ist 15 Uhr.

Alle Gäste kommen pünktlich.

Und jeder bringt ein Geschenk mit.

Viele Geschenke schmücken
seinen Geburtstags·tisch.

Er kann es kaum abwarten,
die Geschenke alle zu öffnen.

Erst gibt es Torte.

Und alle singen für Hannes das Geburtstags·lied.

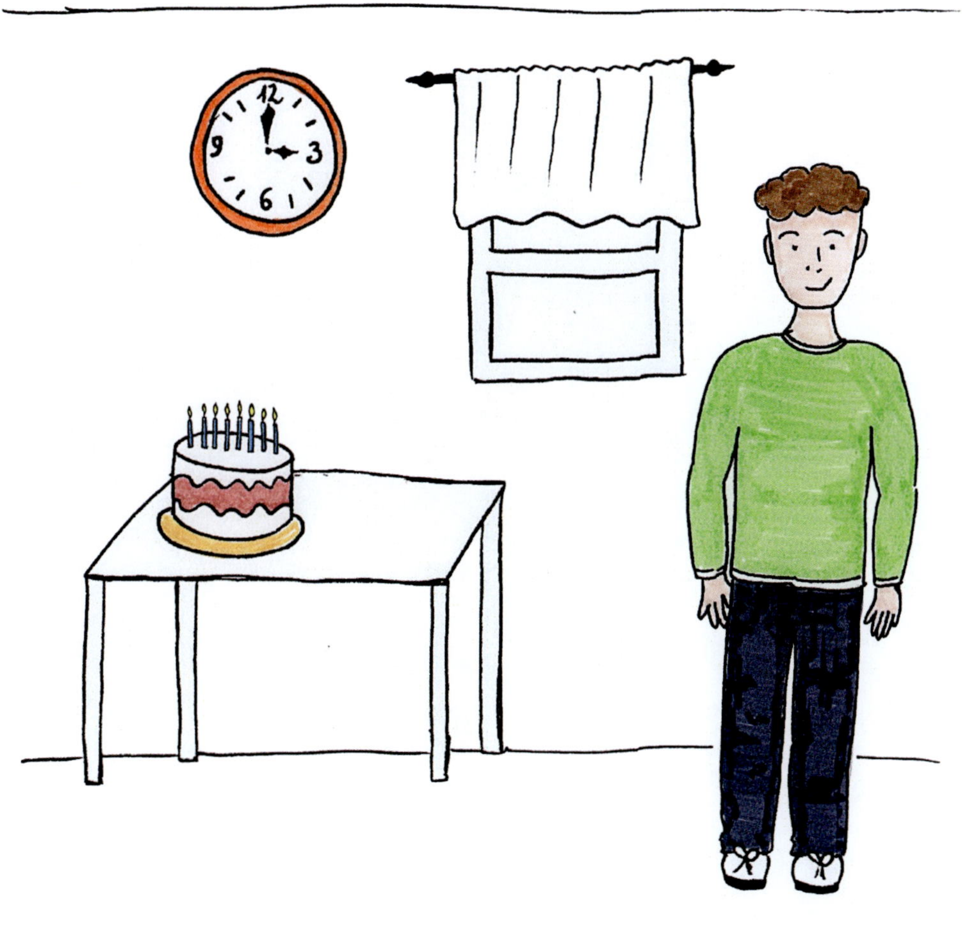

Dann öffnet Hannes die Geschenke:

eine CD,

ein Malbuch,

eine Tafel Schokolade

und ein Fernglas.

Mit einem Fernglas kann Hannes weit gucken.

Am meisten freut sich Hannes über das Fernglas.

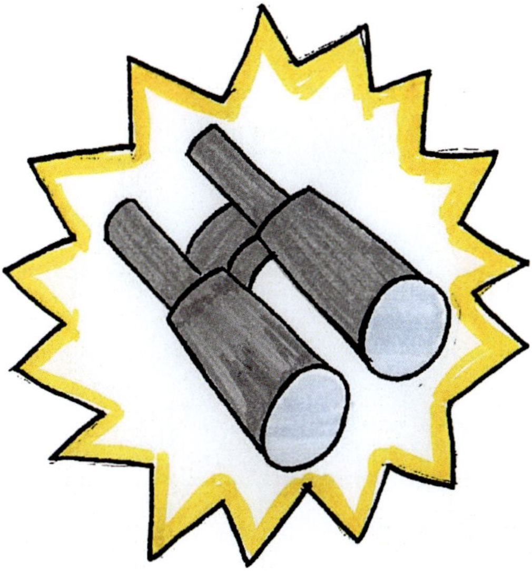

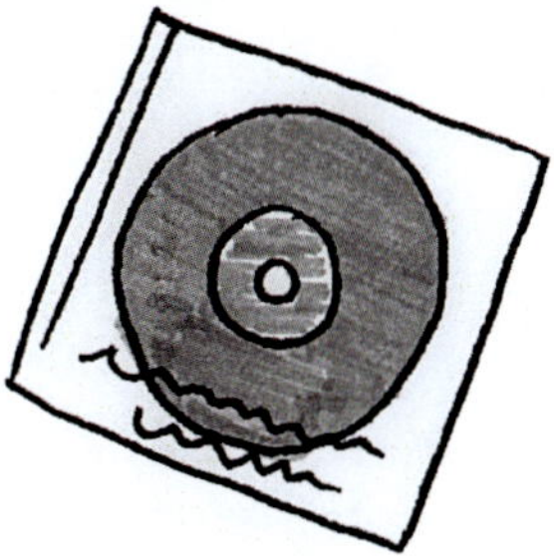

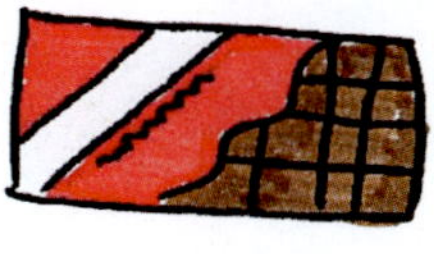

Hannes geht auf den Balkon.

Hier testet er das Fernglas.

Viele tolle Dinge sieht Hannes ganz nah.
Einen Schmetterling.
Die Wäsche·leine vom Nachbarn.
Und die Nachbarin Frau Meier.

Frau Meier liegt in der Sonne
und trägt nur einen Bikini.

Hannes schaut sich gern Frau Meier an.
Da bekommt er schöne Gefühle.
Frau Meier ist so hübsch.

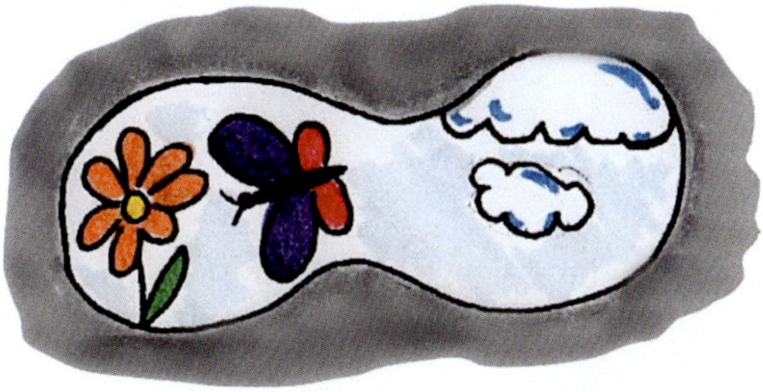

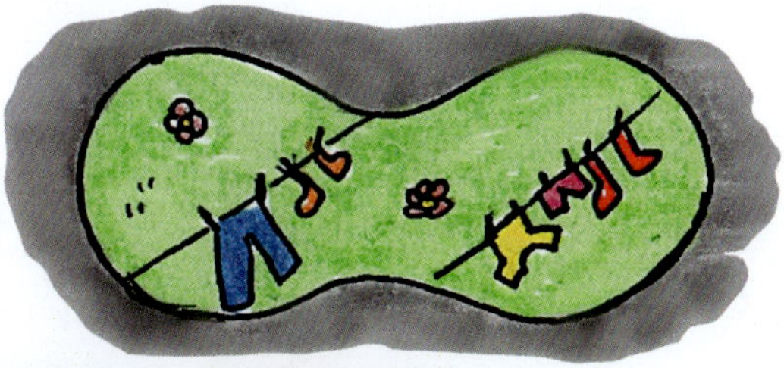

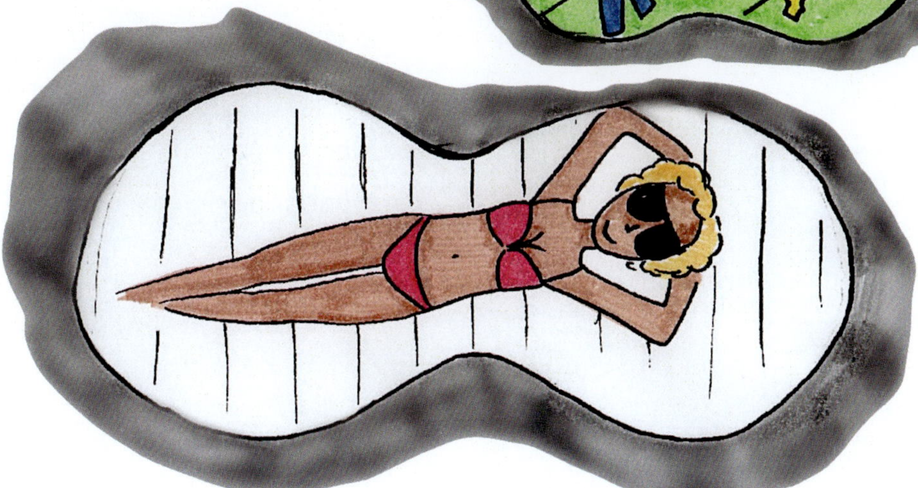

Hannes geht in sein Zimmer

und stellt sich vor seinen großen Spiegel.

Er zieht sich aus als Frau Meier.

Und schaut sich im Spiegel an.

Hannes ist verwirrt.

Er sieht ganz anders aus.

Hannes zieht seine Sachen wieder an

und geht zu Peter.

Peter ist sein Betreuer.

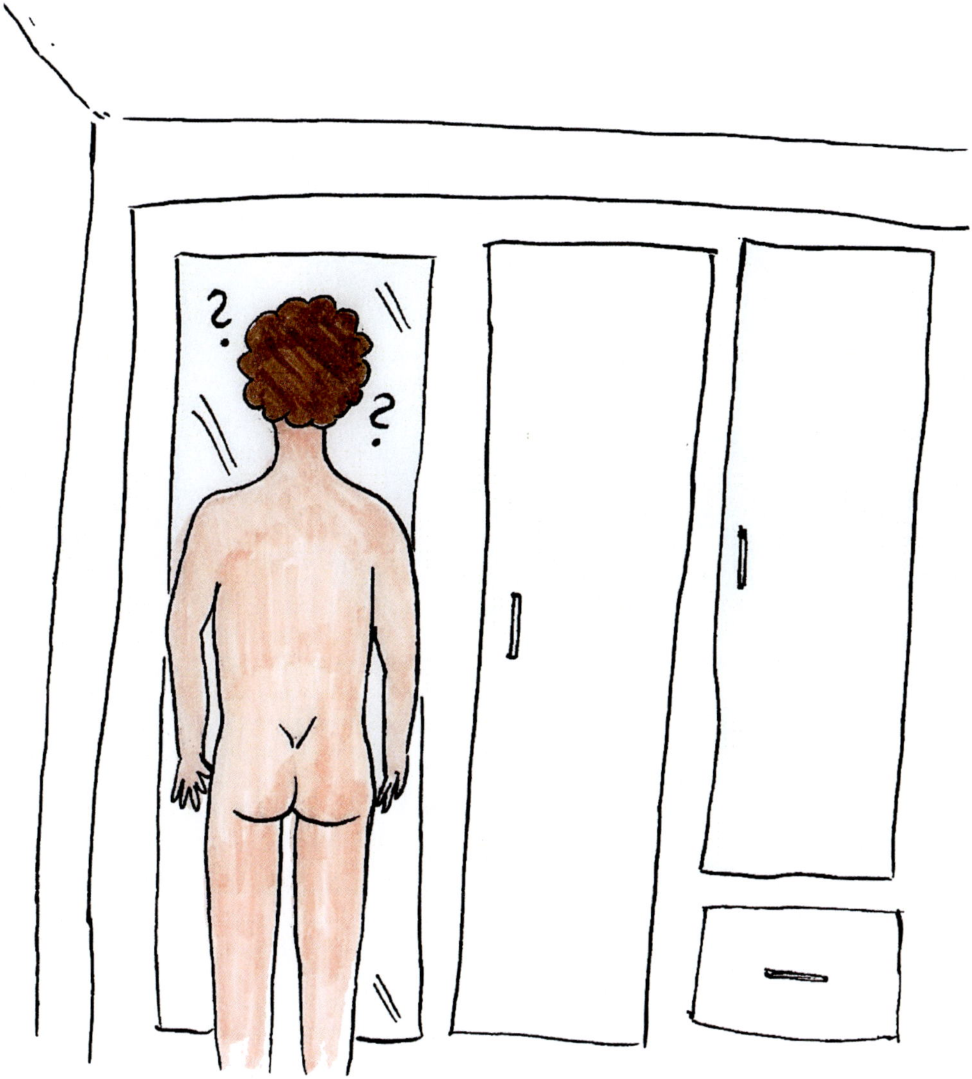

Hannes fragt Peter:
„Warum sehe ich nicht so aus wie Frau Meier?“

Peter fragt daraufhin:
„Wie meinst du das?“

Hannes antwortet:
„Ich habe keine großen Brüste.
Und ich habe einen Penis!
Hat Frau Meier auch einen Penis?“, fragt Hannes.

Peter antwortet:
„Nein.
Frau Meier hat keinen Penis.
Und andere Frauen haben auch keinen Penis.
Nur Männer haben einen Penis.
Komm her. Setz dich.
Ich zeige dir die Unterschiede.“

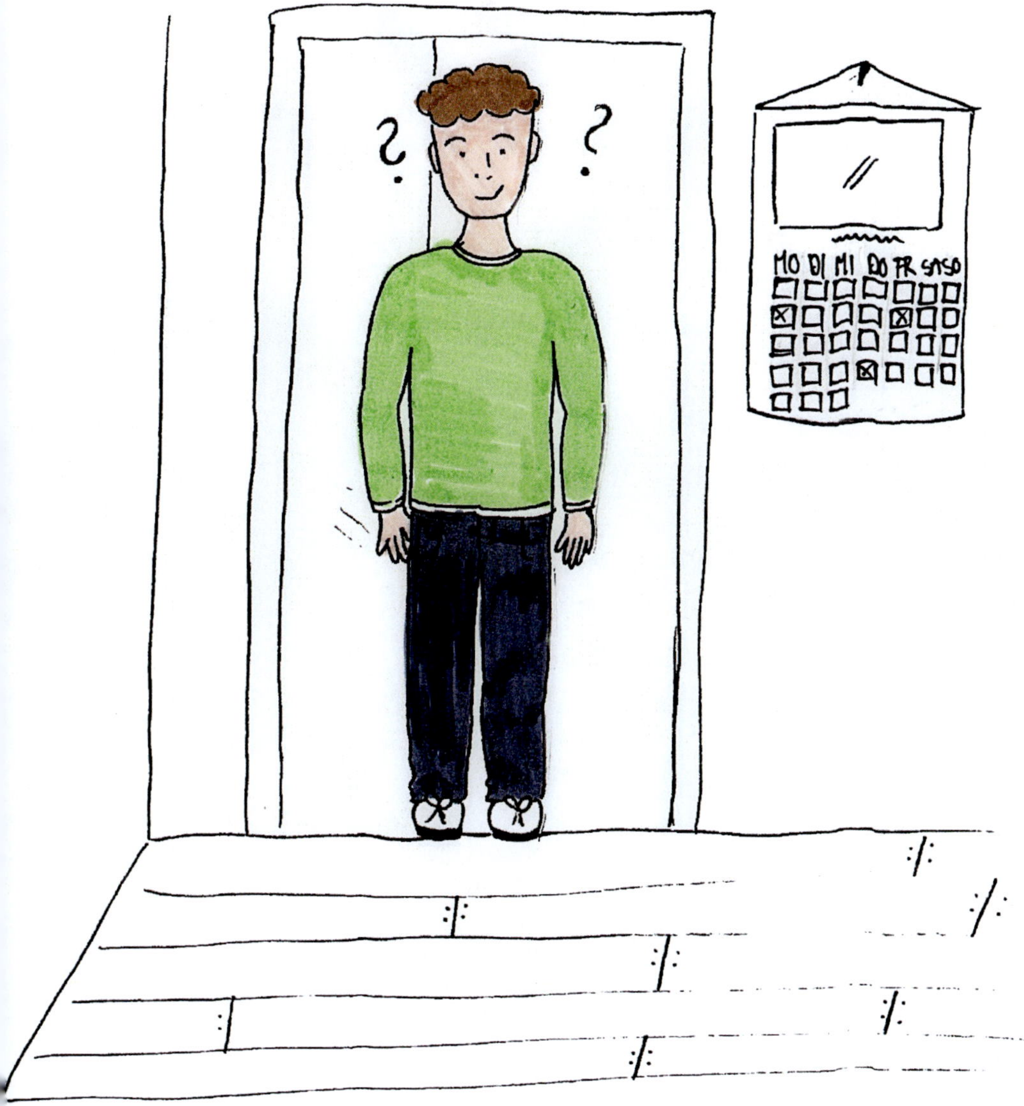
MO DI MI DO FR SA SO

Peter holt ein Buch aus dem Regal.

Hannes setzt sich zu Peter.

Er ist ganz gespannt.

„Schau hier“, sagt Peter.

„So sieht ein Mann aus.
Ein Mann hat einen Penis.
Meistens mit einer Vorhaut.
Unter der Vorhaut ist die Eichel.
Und unter dem Penis hängen zwei Hoden.“

„Und kleine Brüste“, sagt Hannes.

„Genau.
Männer haben eine viel kleinere Brust“,
sagt Peter.

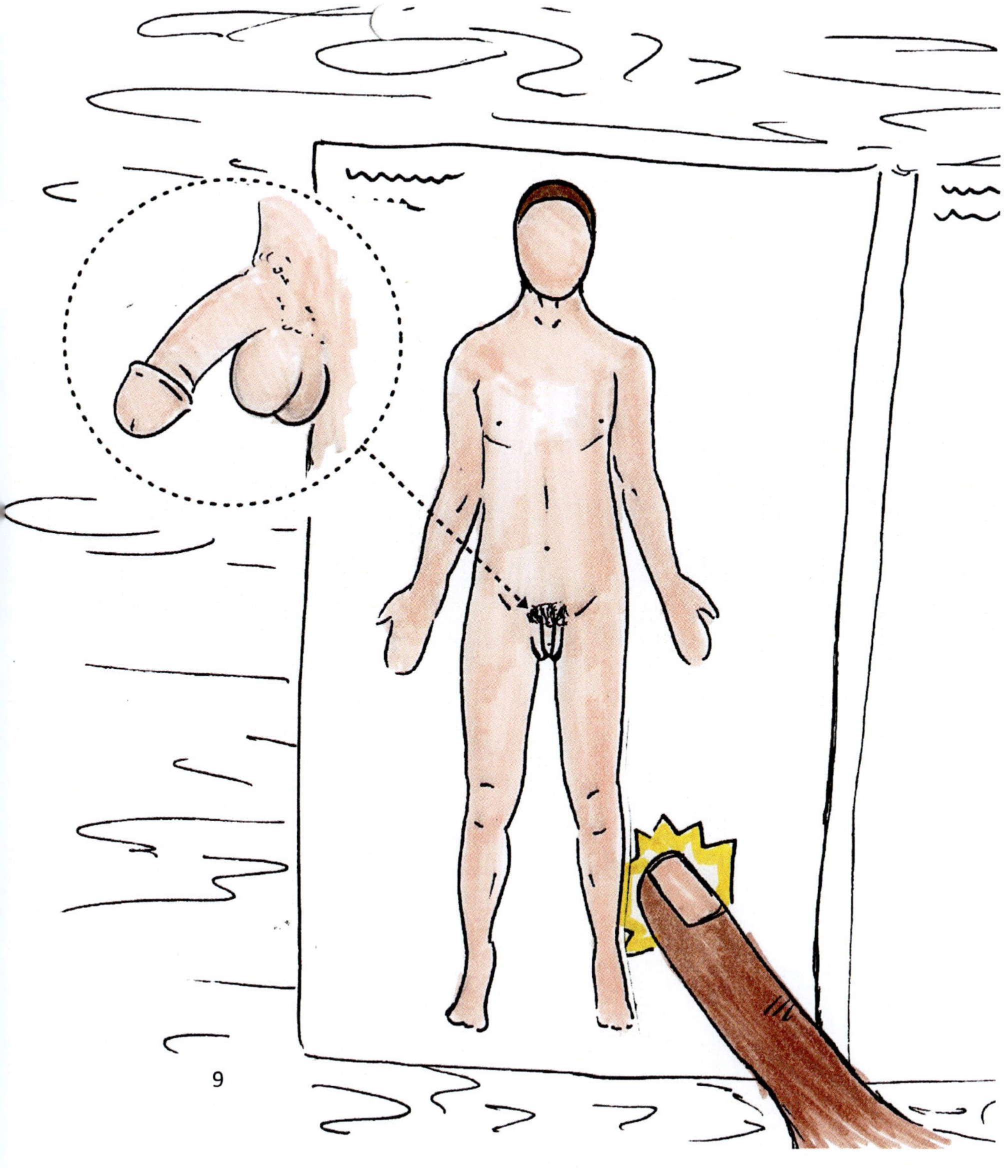
9

„Und hast du auch ein Bild von einer Frau?“,
fragt Hannes etwas nervös.

Peter blättert eine Seite weiter.

„Hier!“, sagt Peter.

„Das ist eine Frau.
Eine Frau hat größere Brüste
und eine Vagina.
Und Frauen haben auch eine Gebär·mutter. “

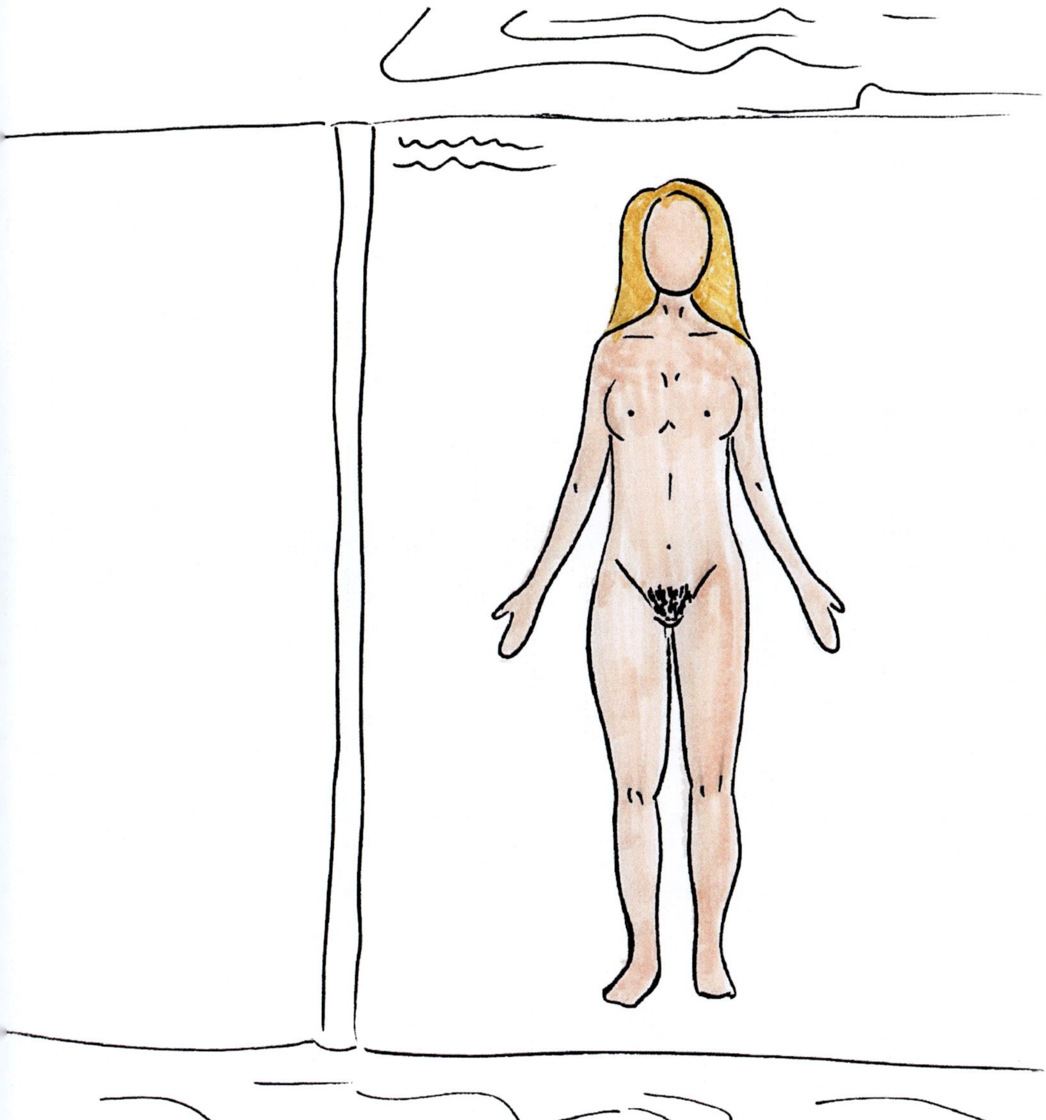

„Was ist eine Gebär·mutter?“,
fragt Hannes.

„Eine Gebär·mutter ist ein Organ.
Dieses Organ haben nur Frauen.
Männer haben keine Gebär·mutter“,
sagt Peter.

„Und was macht die Gebär·mutter?“,
fragt Hannes ganz gespannt.

„In einer Gebär·mutter wachsen Babys.
Das geht nur mit dem Sperma vom Mann“,
antwortet Peter.

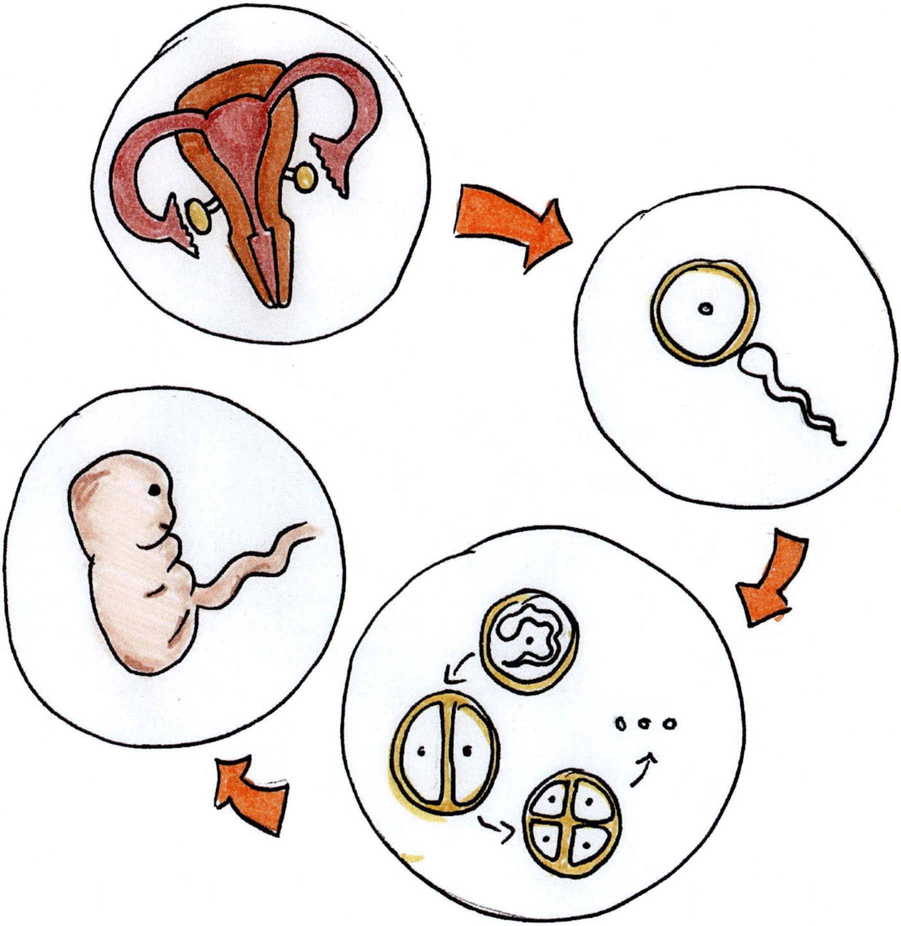

„Ah, ich weiß, was Sperma ist“,
sagt Hannes.

„Sperma kommt aus meinem Penis,
wenn ich mich abends anfasse
und an Frau Meier denke.
Dann bekomme ich schöne Gefühle.

Die Frau sieht aus wie Frau Meier“,
sagt Hannes
und zeigt auf die nackte Frau.

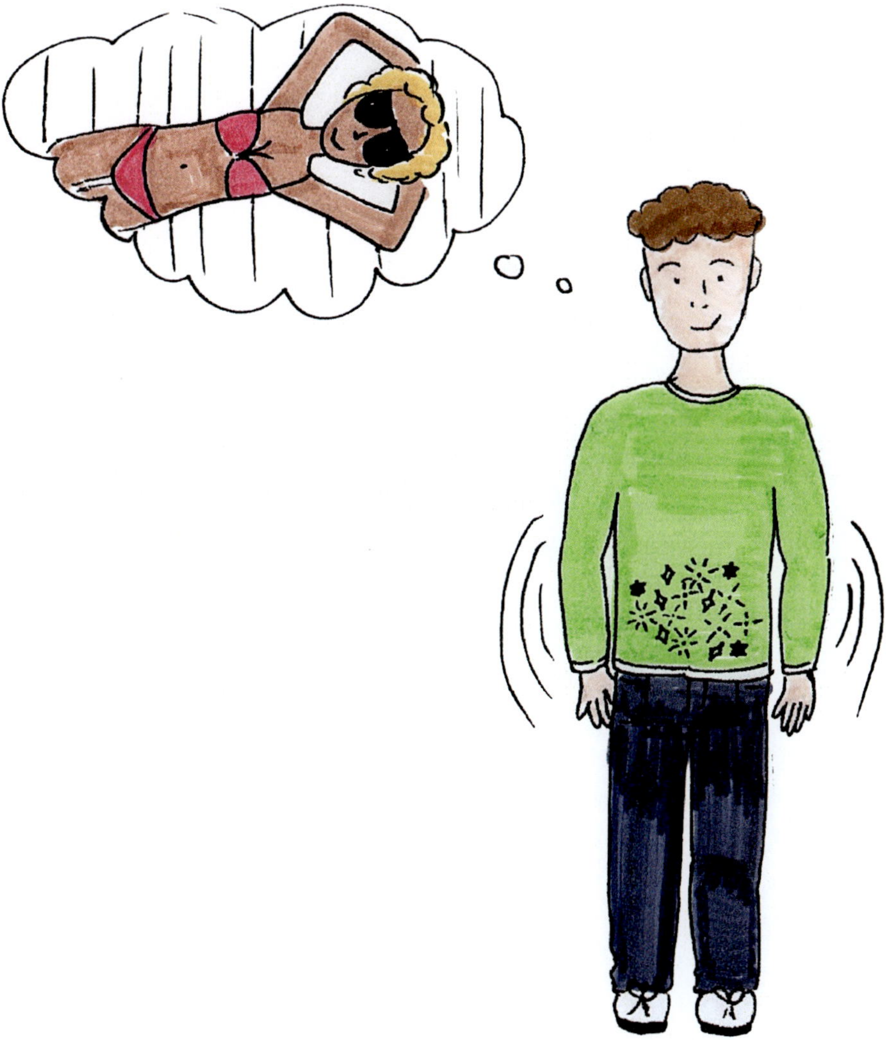

„Wie unsere Nachbarin Frau Meier?“,
fragt Peter.

„Ja.
Genau.
Wie Frau Meier die Nachbarin.
Ich schau Frau Meier immer an.
Mit dem Fernglas sehe ich Frau Meier viel besser“,
sagt Hannes ganz stolz.

„Du kannst Frau Meier nicht beobachten!“,
sagt Peter.

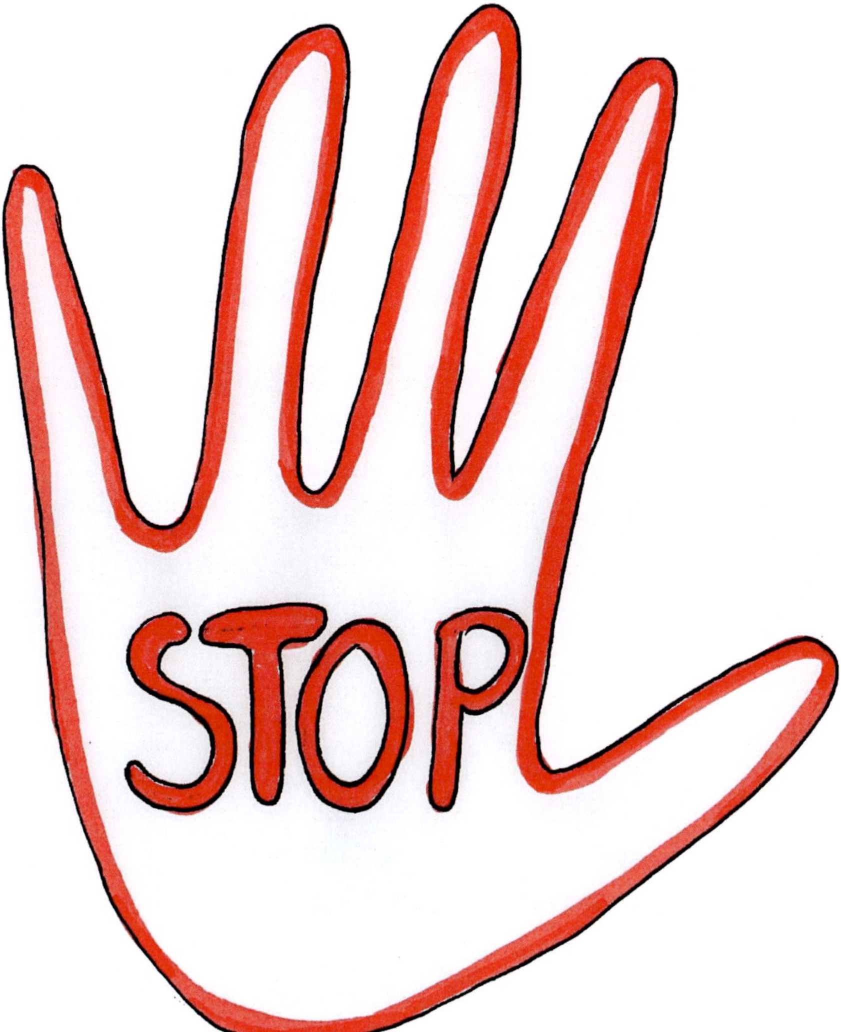
STOP

„Warum nicht?“, fragt Hannes.

„Frau Meier hat eine Privatsphäre
wie du und ich.
Das ist ein Bereich nur für dich,
für dein persönliches Leben.
Dein Zimmer ist deine Privatsphäre.
Dort kannst du dich zurückziehen.
Und nur du darfst entscheiden,
wer reinkommen darf.
Oder wer dich beobachten darf.
So ist das auch bei Frau Meier.
Wenn Frau Meier im Garten liegt,
dann darfst du Frau Meier nicht beobachten.
Kurz rüber schauen ist in Ordnung.
Es ist verboten, Frau Meier lange zu beobachten,
auch mit dem Fernglas.
Denn die Privatsphäre ist ein Menschen·recht.
Das steht jedem zu“, sagt Peter.

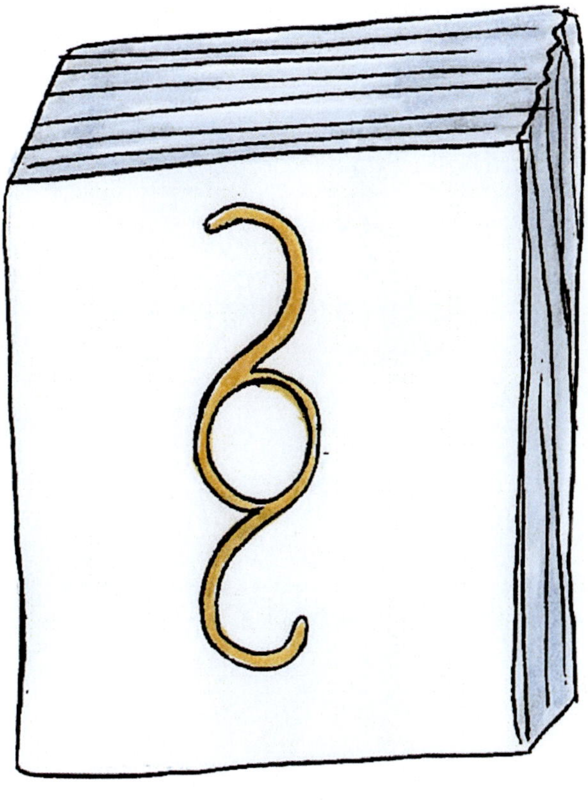

„Also darf ich Frau Meier nicht mehr
mit dem Fernglas anschauen?“, fragt Hannes.

„Nein!“, antwortet Peter.

„Und darf ich an Frau Meier denken?“,
fragt Hannes traurig.

„Du darfst an Frau Meier denken.
Deine Gedanken gehören dir“,
sagt Peter.

Da war Hannes sehr erleichtert.

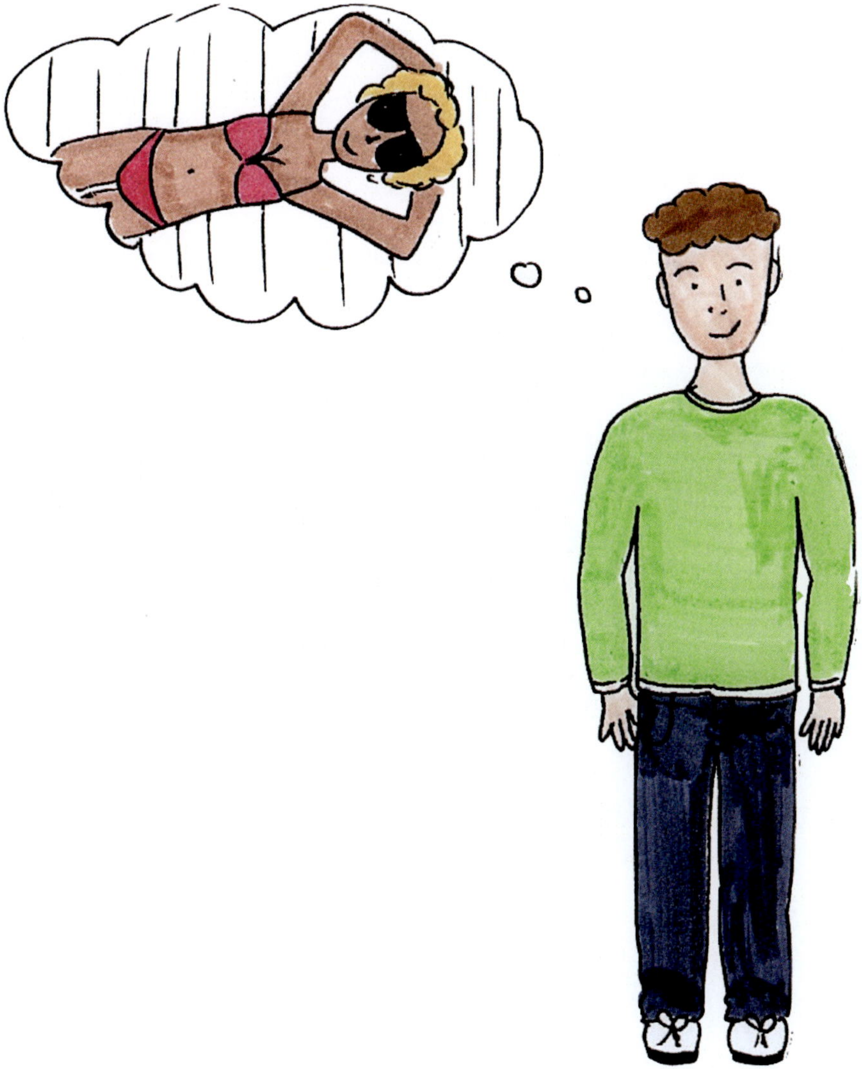

2. STADTBUMMEL MIT TIM
Pornographie, Lust, Liebe, Selbst·befriedigung Mann, Prostitution

Hannes sitzt in seinem Zimmer.
Und hört Musik.

Jemand klopft an seine Tür.
Wer mag das wohl sein?
„Herein!“, ruft Hannes.

Die Tür öffnet sich.

„Hallo Hannes!“, sagt Tim.
„Hast du Lust mit mir in die Stadt zu fahren?“,
fragt Tim voller Vorfreude.

„Klar!“, antwortet Hannes.
„Wann fahren wir los?“

„Gleich. Der Bus fährt in 10 Minuten“,
antwortet Tim.

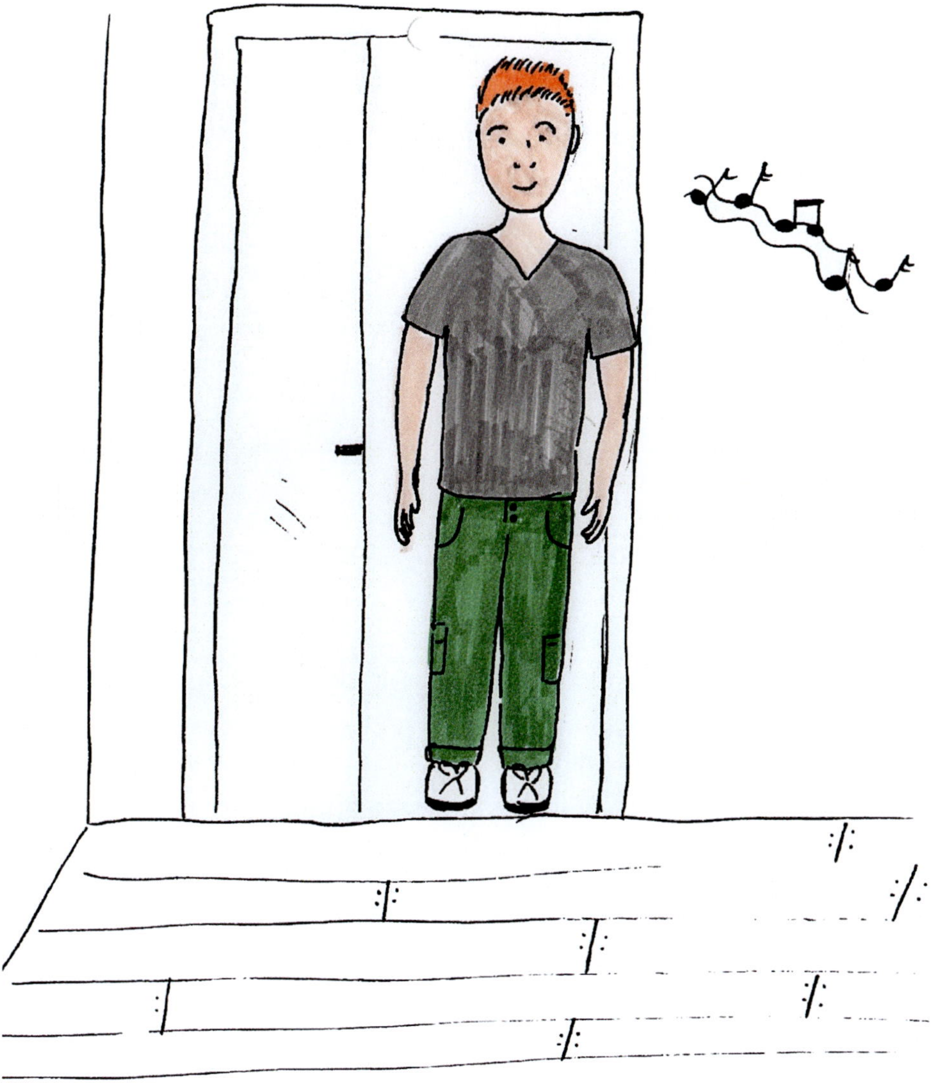

Schnell zieht sich Hannes seine Schuhe an.

Und nimmt sein Geld mit.

Hannes und Tim laufen zur Bus·haltestelle.

Noch geschafft.

Beide sitzen im Bus.

Hannes sagt zu Tim.
„Lass uns einen großen Eis·becher essen."

„Oh ja. Lecker.
Und einen Film möchte ich kaufen",
antwortet Tim.

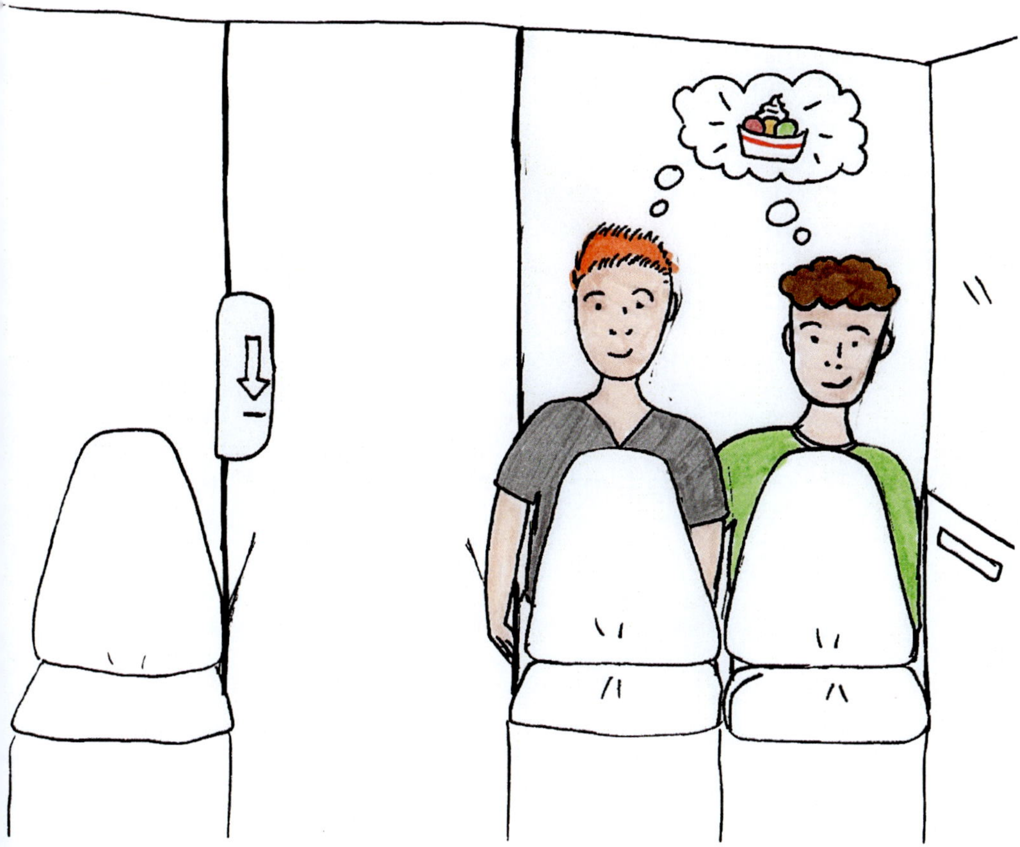

Der Bus hält an.
Beide steigen aus.

Hannes und Tim gehen durch die Stadt
an den Geschäften vorbei.

„Hannes schau mal!
Hier war ich mit meinem Bruder", sagt Tim.

Hannes und Tim bleiben
vor einem Geschäft stehen.

Im Schaufenster hängt ein großes Plakat.
Auf dem Plakat sind Frauen und Männer
in Unterwäsche zu sehen.

... auf einem großen Plakat zu sehen.

„Komm! Lass uns da reingehen!", sagt Tim.

Tim steht bereits vor der Tür.

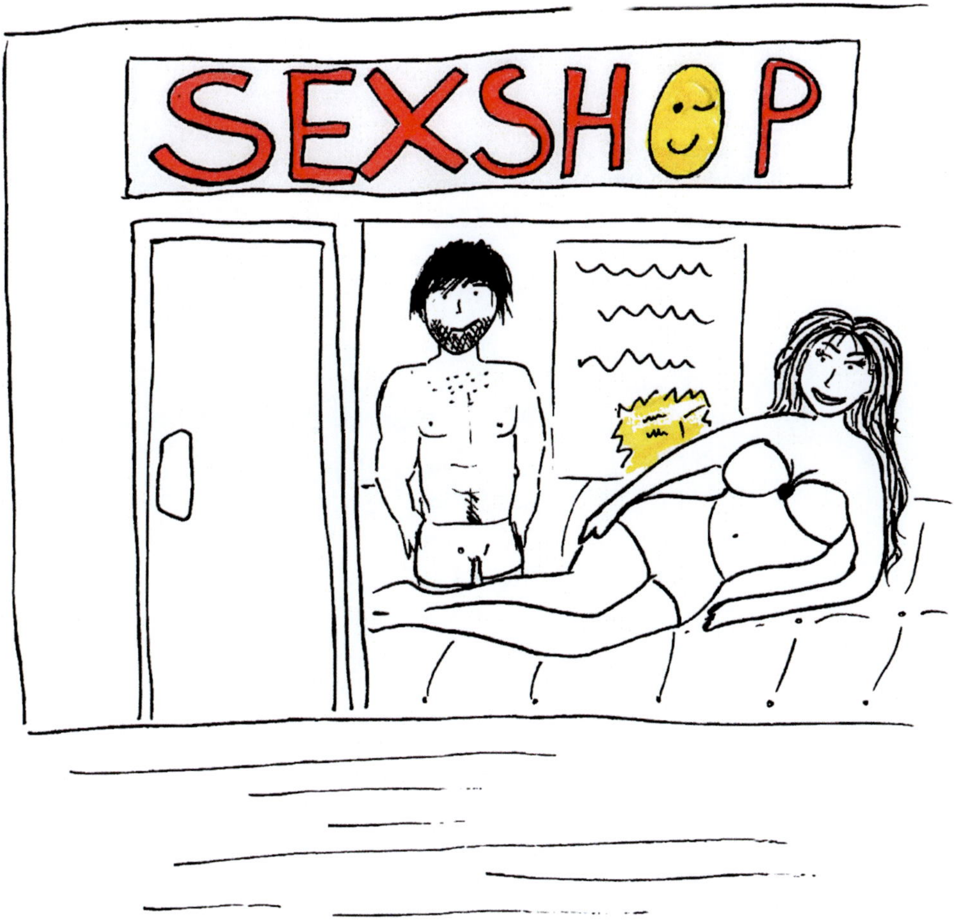
SEXSHOP

„In diesem Geschäft war ich noch nie.
Was kann ich hier kaufen?“, fragt Hannes.

„Filme“, antwortet Tim,
„viele Filme.“

Hannes und Tim gehen durch das Geschäft.

Hannes schaut sich ganz genau um.

In dem Geschäft gibt es

- Unterwäsche
- Würfel
- Batterien
- und Penisse aus Gummi

Hannes ist ganz erstaunt.

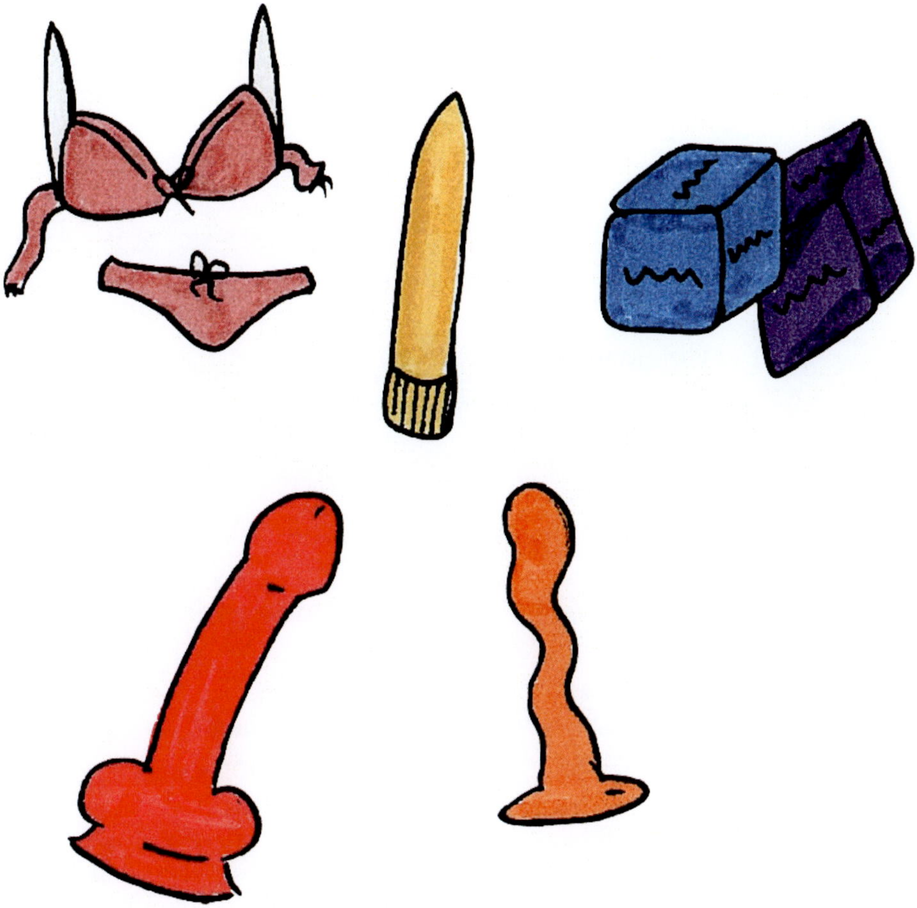

Eine Verkäuferin kommt.

„Na ihr zwei.
Wie kann ich euch weiterhelfen?“

Tim antwortet:
„Ich suche die Filme.“

„Die Filme sind dort hinten“,
antwortet die Verkäuferin freundlich.

Die Verkäuferin zeigt auf ein großes Regal.

Tim und Hannes gehen durch das Geschäft.

Sie kommen an Gummi·puppen vorbei
laufen bis hin zu den Filmen.

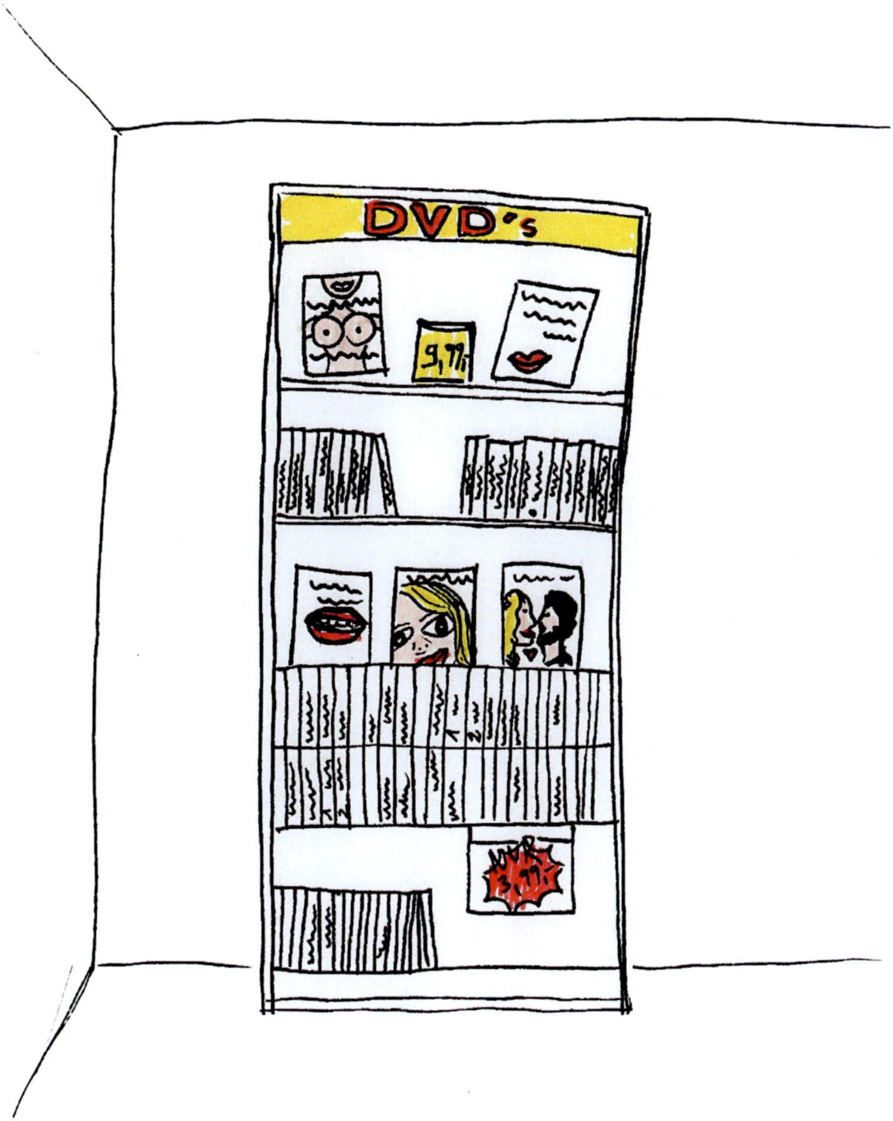
DVD's
9,99

Tim zieht ein Film aus dem Regal.

„Guck mal Hannes!
Den Film habe ich schon“, sagt Tim.

Hannes schaut sich die Hülle an.

Eine nackte Frau

und ein nackter Mann.

Die Frau liegt auf dem Mann.

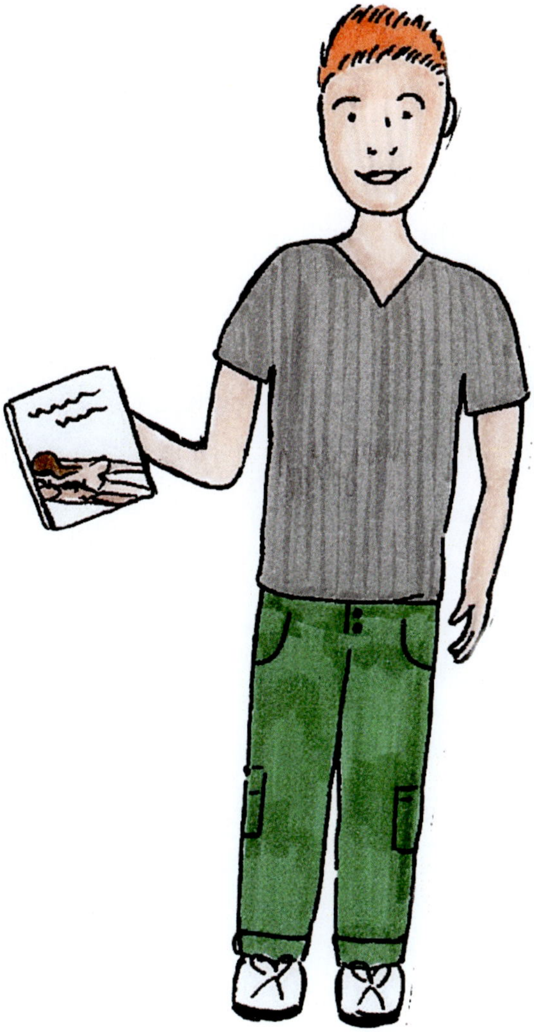

„Was ist das für ein Film?“,
fragt Hannes.

„Das ist ein Porno·film.
In dem Film machen die beiden Sex.
Beim Anschauen bekomme ich schöne Gefühle“,
sagt Tim und zeigt auf die Film·hülle.

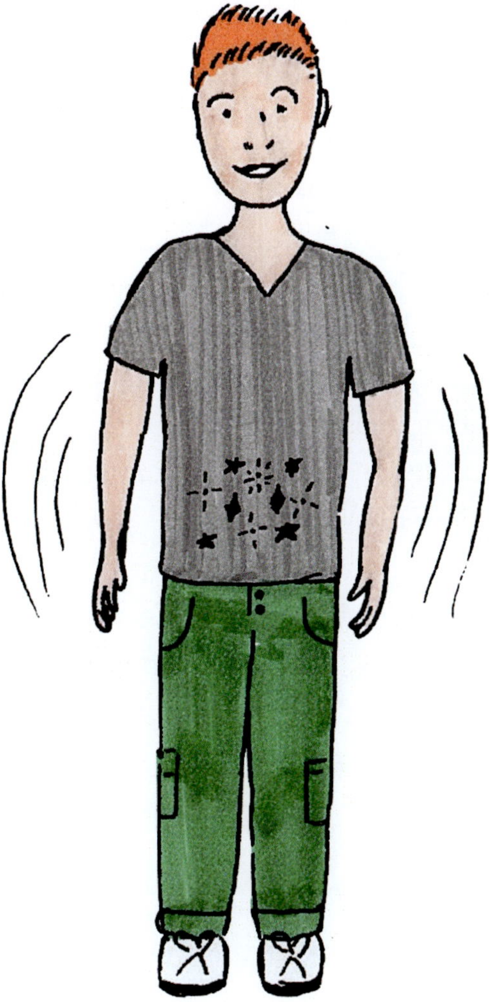

„Ohne Liebe?“,
fragt Hannes.

„Klar.
Es gibt Menschen, die machen Sex ohne Liebe,
nur so aus Lust.
Die leben auch nicht zusammen.
Die machen nur Sex.
Vielleicht verstehen die beiden sich gut.
Aber eigentlich machen die beiden nur Sex.
Wichtig ist nur, dass beide Sex haben wollen.
Sagt einer der beiden „Nein. Ich möchte nicht“,
gibt es kein Sex.
So hat mir das mein Bruder erklärt.
Das ist im Film so
und im wahren Leben“,
sagt Tim.

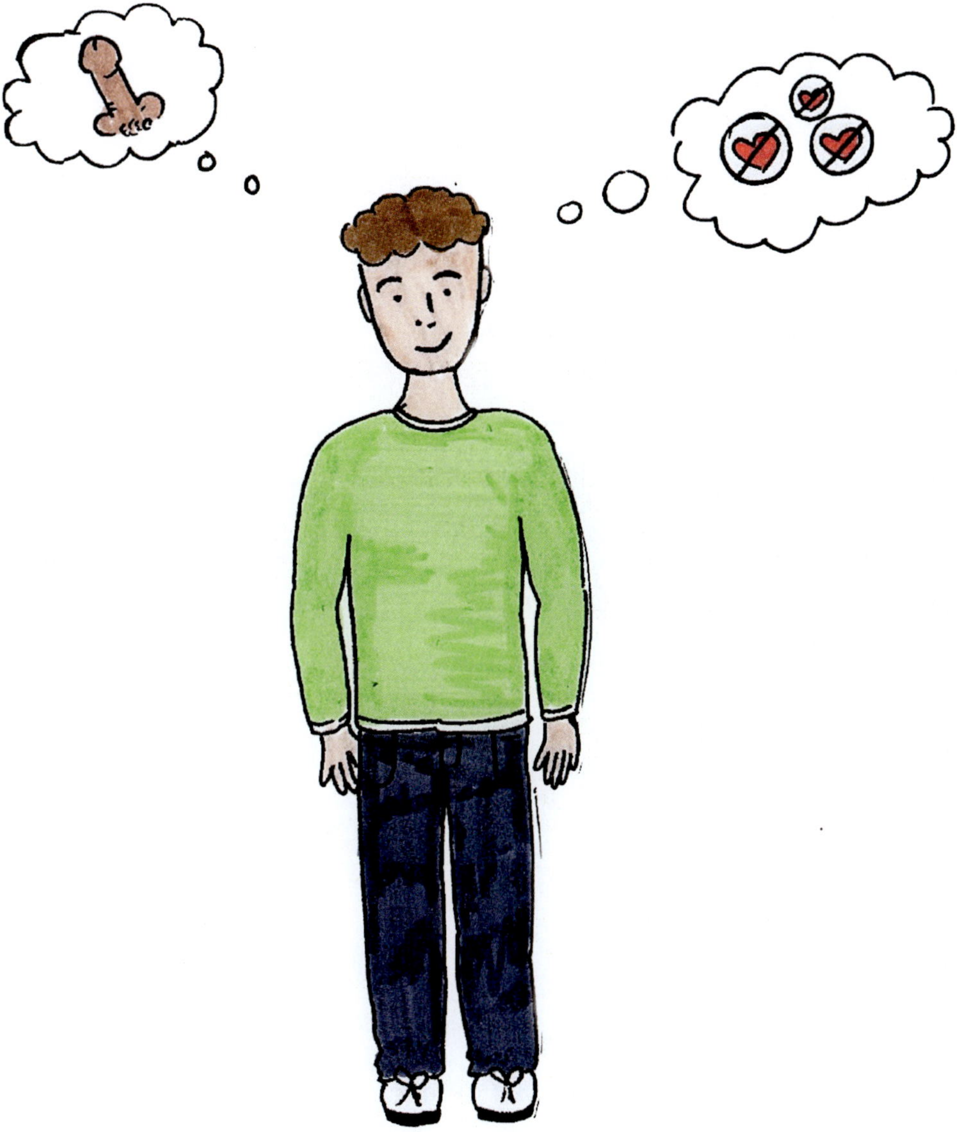

„Also ist das normal?
Wenn ich eine hübsche Frau sehe
und schöne Gefühle bekomme?
Ich dachte immer, ich bin verliebt!“,
fragt Hannes ganz erstaunt.

„Ja. Ganz normal.
Du bist dann nicht gleich verliebt,
nur erregt.
Lust hat jeder“, sagt Tim stolz.

„Ich kaufe mir auch so einen Film.
Dann muss ich nicht immer an Frau Meier denken“,
sagt Hannes.

Hannes und Tim kaufen sich einen Porno·film,

und gehen Eis essen.

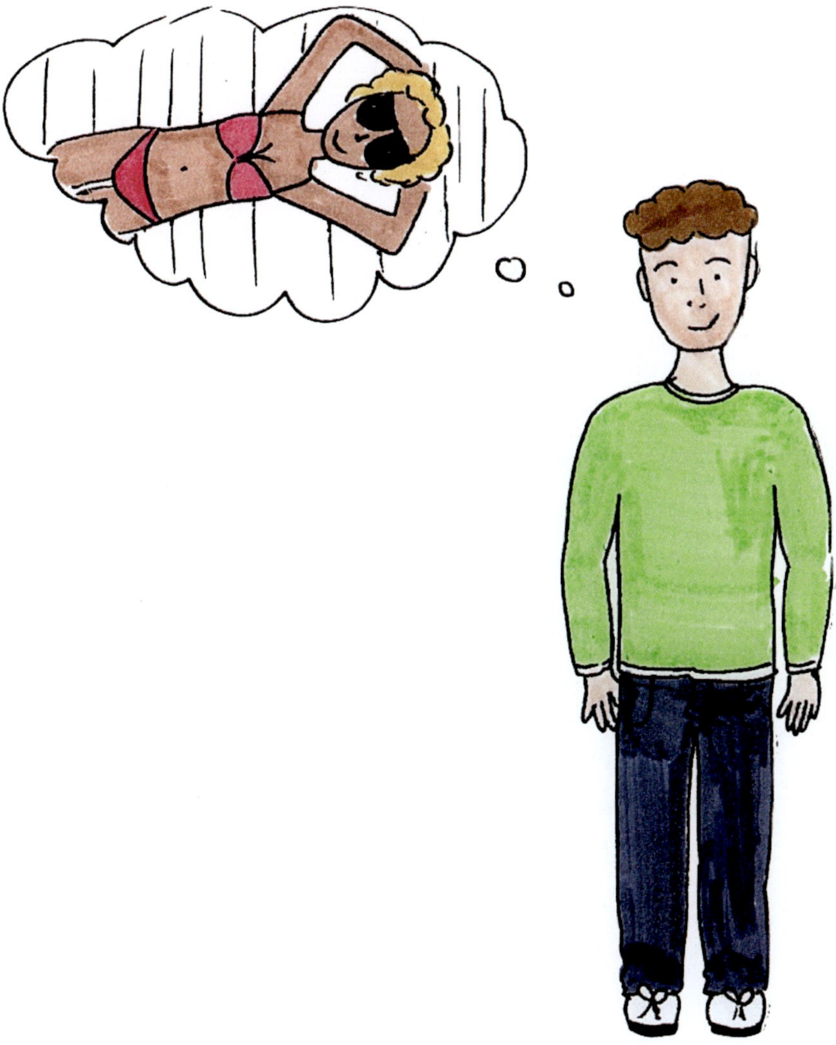

Hannes hat sich einen
großen Schoko·eis·becher bestellt
und Tim einen mit Erdbeeren.

„Sag mal Tim,
wie fasst du dich an?“,
fragt Hannes während er sein Eis genüsslich isst.

„An meinem Penis?“,
fragt Tim ganz entspannt.

„Ja, an deinem Penis.
Ich umfasse meinen Penis mit einer Hand,
dann drücke ich leicht,
ganz leicht zu
und bewege meine Hand vorsichtig rauf und runter.
Machst du das auch so?“, fragt Hannes.

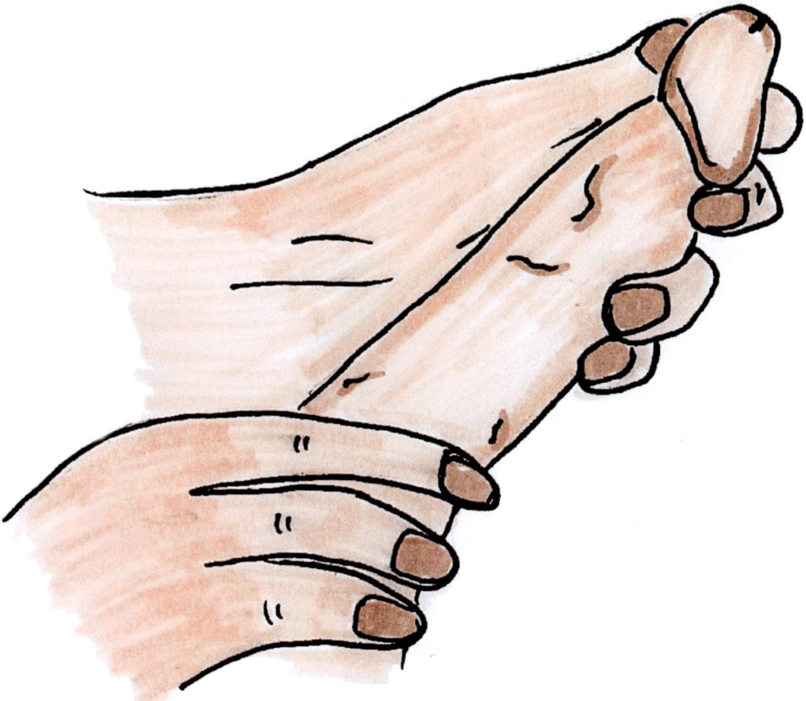

„Ja, eigentlich schon.
Ich nehme noch Gleitgel“,
sagt Tim.

„Was ist Gleitgel?“, fragt Hannes.

„Gleitgel ist eine Flüssigkeit.
Gleitgel ist extra für meinen Penis.
Dann flutscht das so schön.
Und mein Penis ist nicht ständig rot
vom Anfassen.
Gleitgel bekommst du fast in jedem Supermarkt“,
erklärt Tim.

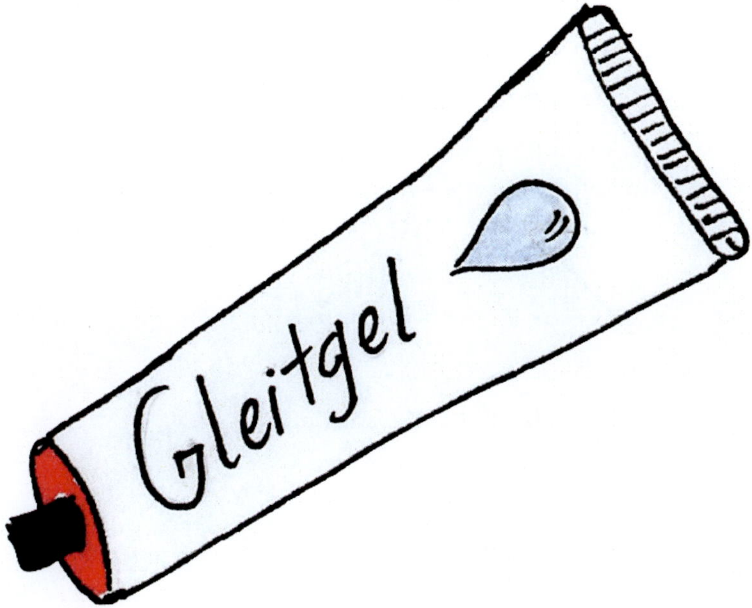
Gleitgel

„Tim, meinst du Frauen machen das auch?
Sich anfassen?", fragt Hannes,
während er seinen Eis·becher auskratzt.

„Die machen das auch.
Wie genau die Frauen das machen,
weiß ich aber nicht.
Vielleicht weiß das die Gabi",
sagt Tim grinsend.

„Wer ist Gabi?", fragt Hannes.

„Gabi ist eine Prostituierte.
Gabi verdient ihr Geld mit Sex.
Ich bezahle Gabi für Sex.
Ohne Liebe!
Ich will ja keine Freundin", sagt Tim stolz.

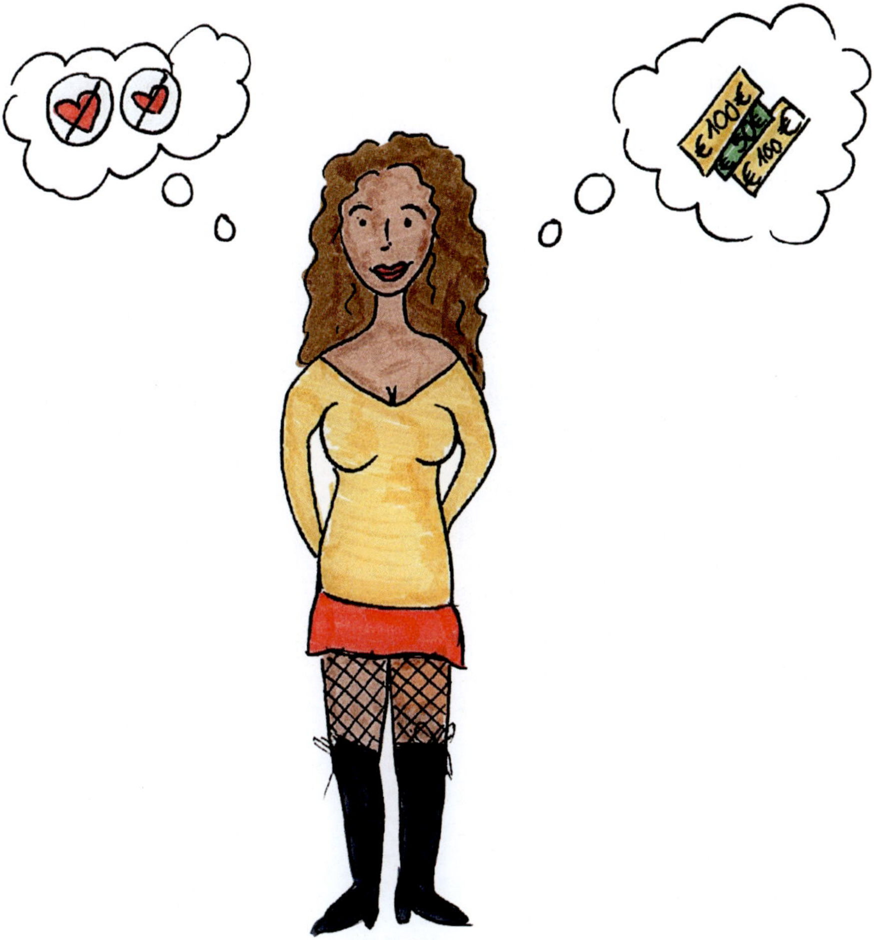

Tim und Hannes gehen zum Bus.

Auf dem Weg fragt Tim:
„Wollen wir mal zusammen zu Gabi gehen?
Dann stelle ich dir Gabi vor!“

„Können wir machen.
Aber nicht heute.
Mein Taschen·geld ist fast alle.
Und ich will mir noch was zu trinken kaufen“,
sagt Hannes.

„Dann gehen wir ein anderes Mal zu Gabi“,
sagt Tim.

Hannes und Tim steigen in den Bus
und fahren nach Hause.

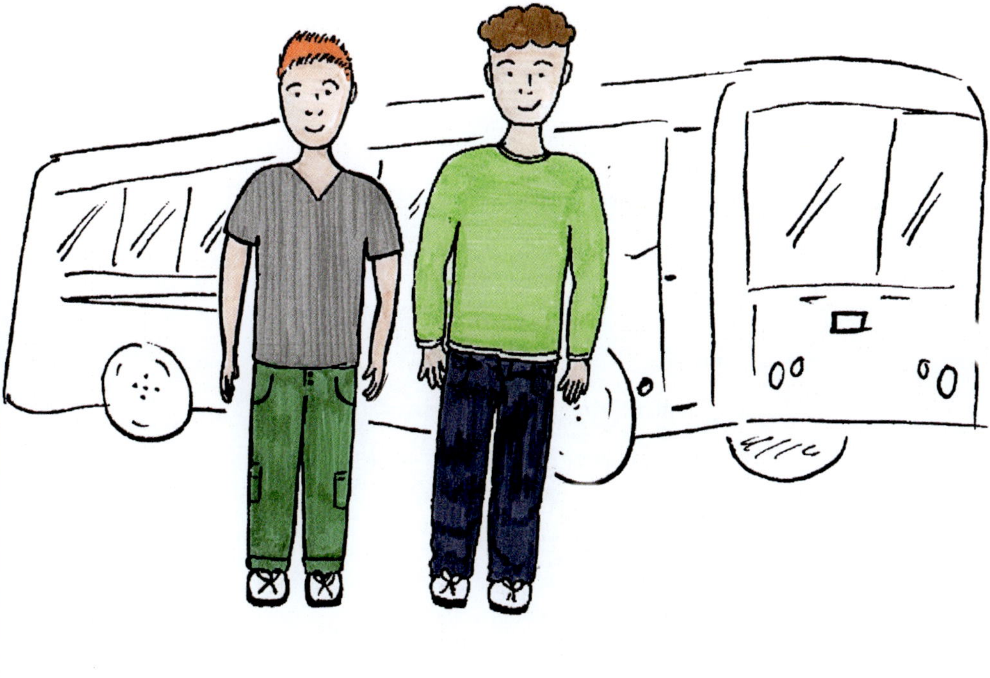

3. HANNES UND LUISA
Menstruation, Aufbau der Vagina, Schwangerschaft und Verhütung

Hannes hat eine Freundin.

Die Freundin heißt Luisa.

Luisa und Hannes kennen sich aus der Werkstatt.

Luisa und Hannes machen
viele tolle Sachen zusammen:

- spazieren gehen
- Rad fahren
- schwimmen
- Filme schauen

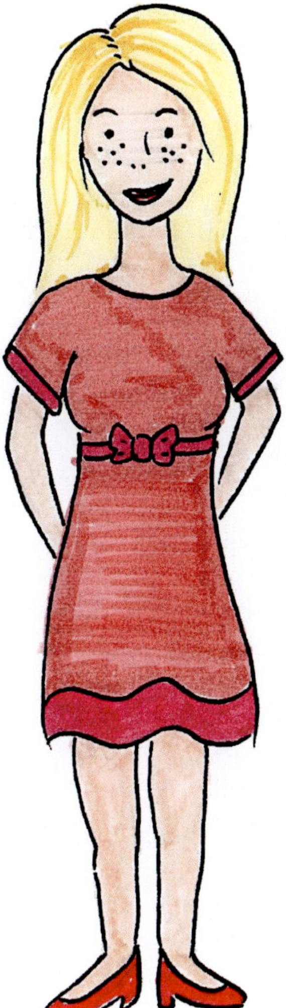

Hannes und Luisa schauen sich einen Film an.

Dabei kuscheln und küssen Hannes und Luisa sich.

Hannes fragt Luisa:
„Du Luisa, hattest du schon mal Sex?“

„Ja.
Mit Daniel.
Und du?“, fragt Luisa.

„Nein. Ich hatte noch keinen Sex“,
antwortete Hannes traurig.

„Ich würde gern mal mit dir Sex machen.
Heute will ich nicht.
Ich habe meine Tage“, sagt Luisa.

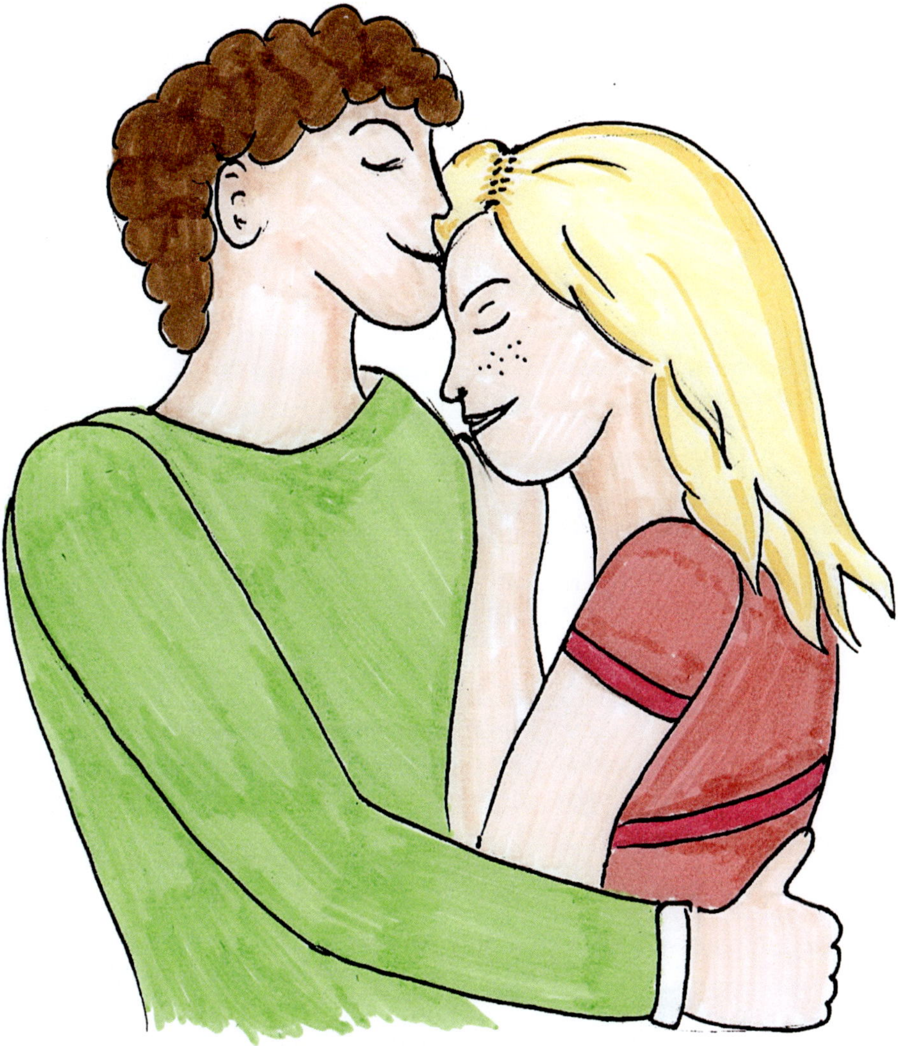

„Deine Tage? Was für Tage?“,
fragt Hannes etwas verwirrt.

„Meine Tage sind meine Menstruation.
Da blute ich 4 bis 6 Tage aus meiner Vagina“,
sagt Luisa.

„Und warum machst du so was?“, fragt Hannes.

„Mein Körper macht das von allein“,
antwortet Luisa.

„Wozu ist das gut?“, fragt Hannes.

„Frauen haben eine Gebär·mutter“, sagt Luisa.

„Davon hat mir Peter erzählt.
Mit dem Sperma vom Mann
entstehen in der Gebär·mutter Babys.
Aber warum blutest du?“, fragt Hannes.

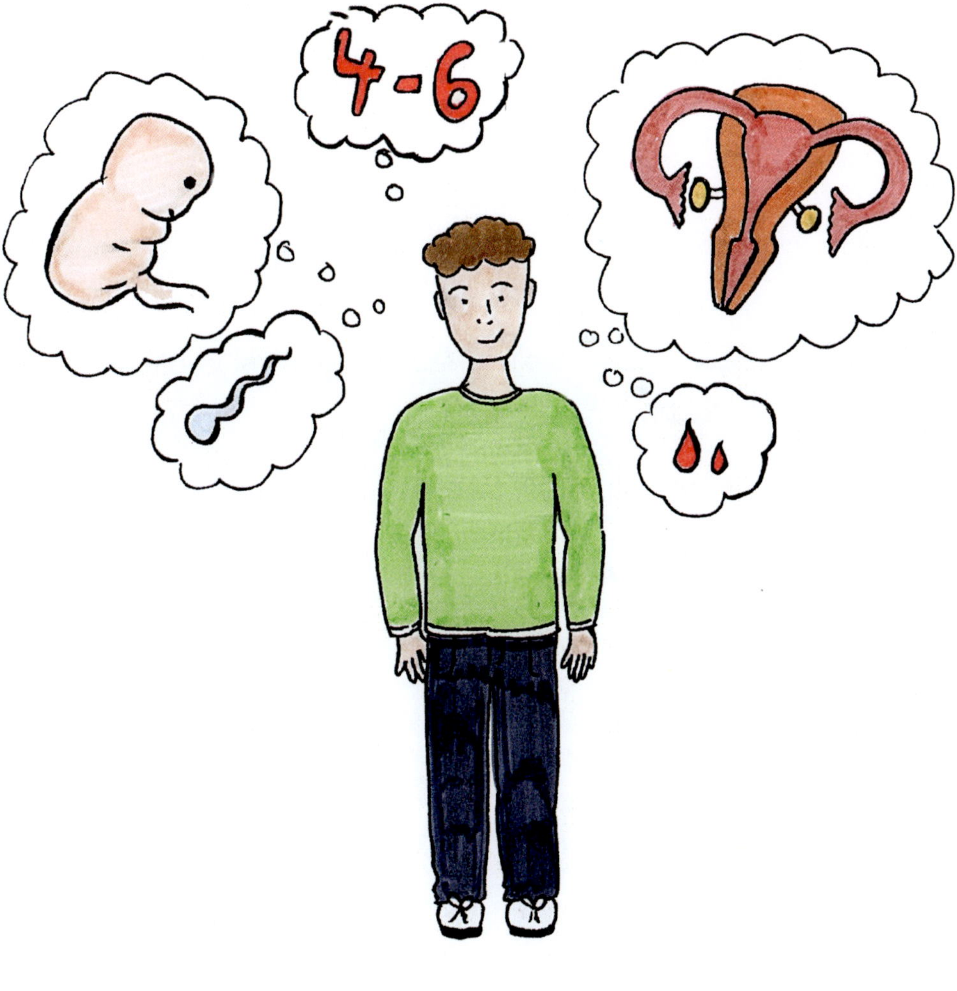
4-6

Luisa überlegt und steht auf.

Luisa holt sich einen Stift und ein Blatt Papier.

„Ich erkläre es dir.
So wie es mir meine Frauen·ärztin erklärt hat“,
sagt Luisa.

Luisa zeichnet ein Dreieck.

An dem Dreieck sind rechts und links Arme.

Unterhalb von den Armen sind rechts und links
Kugeln dran.

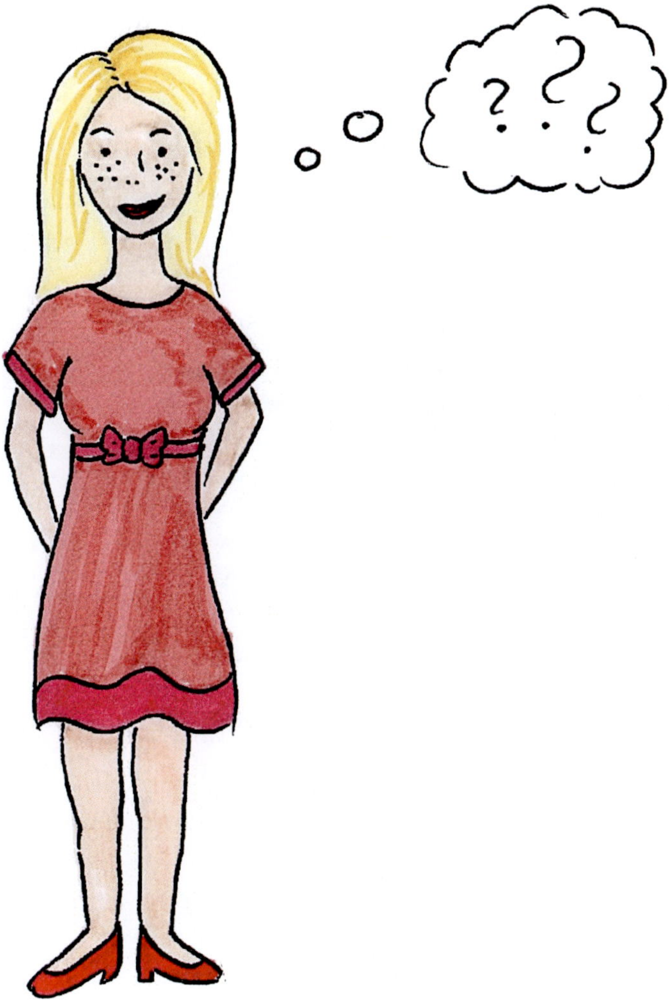

„So sieht eine Gebär·mutter aus“,
sagt Luisa und zeigt auf das Dreieck.

„Das hier sind die Ei·leiter.
Die Arme von der Gebär·mutter.
Und diese zwei Kugeln sind die Eier·stöcke“,
sagt Luisa.

Dann zeichnet Luisa ein kleines Dreieck darunter.

„Und das hier ist der Mutter·mund und die Scheide.“

„So sieht das in dir aus?“, fragt Hannes.

„Ja. Bei jeder Frau sieht das so aus“,
antwortet Luisa.

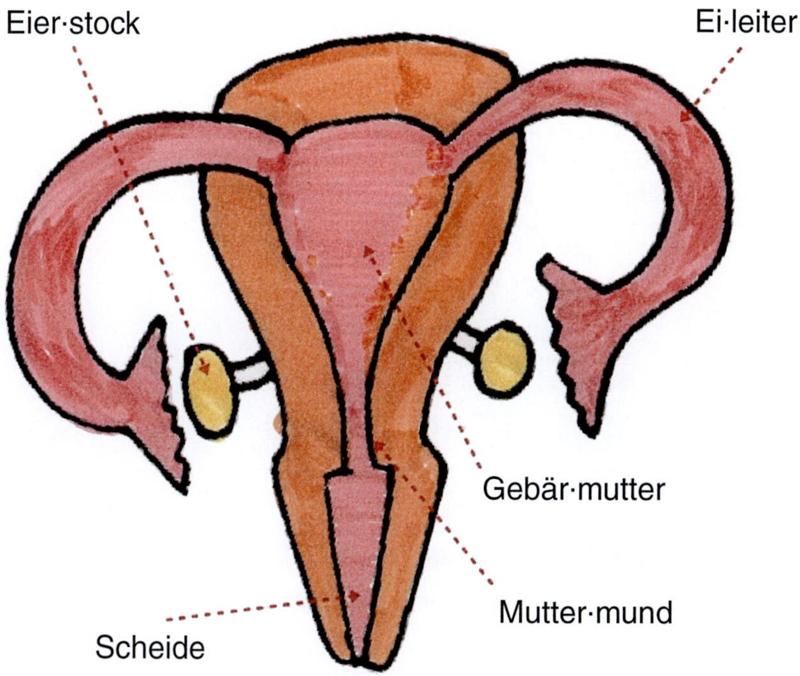
Eier·stock
Ei·leiter
Gebär·mutter
Mutter·mund
Scheide

Und wo kommt das Blut her?“,
fragt Hannes.

„Das Blut kommt aus der Gebär·mutter.
Die Gebär·mutter schmeißt die Schleim·haut raus.
Wenn ich nicht befruchtet wurde.
Das heißt, wenn ich nicht schwanger bin“,
sagt Luisa.

„Aha.
Die Schleim·haut ist also das Blut?“,
fragt Hannes ganz erstaunt
und hört Luisa aufmerksam zu.

„Ja genau“, sagt Luisa.

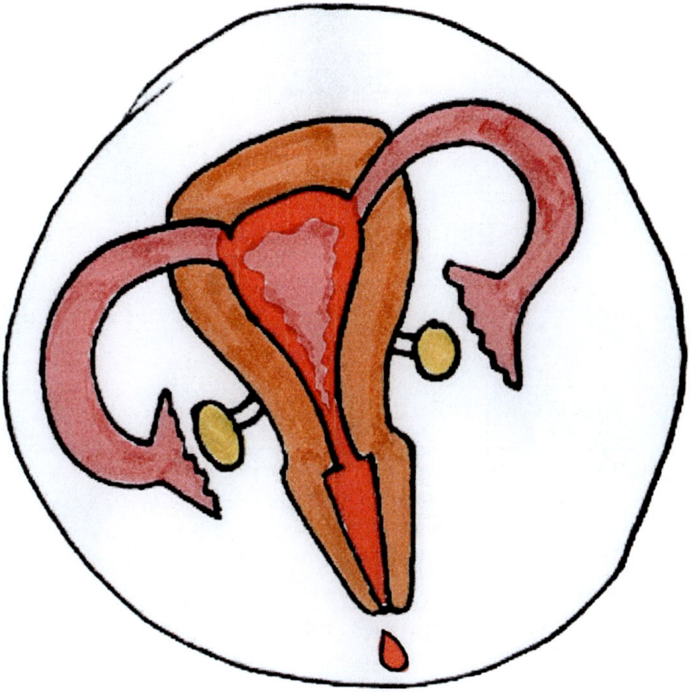

„Und wie genau kannst du schwanger werden?“,
fragt Hannes.

„Aus dem Eier·stock kommt einmal im Monat
ein kleines Ei gesprungen“,
sagt Luisa und zeigt auf die Kugeln.

„Das nennt sich Ei·sprung.
Das Ei spring dann in den Arm.
Und wandert zur Gebär·mutter“, sagt Luisa.

„Und wenn dann das Sperma dazukommt,
wirst du schwanger“, sagt Hannes.

„Ja, wenn dann sich das Sperma
mit dem Ei verbindet
und sich das Ei in der Gebär·mutter festsetzt,
bin ich schwanger“, sagt Luisa.

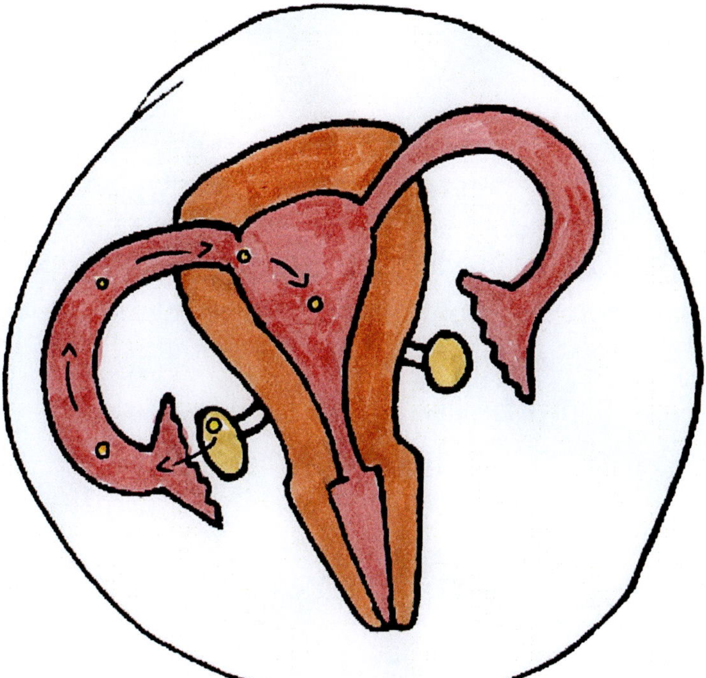

„Ich möchte jetzt noch kein Kind.
Darum nehme ich die Pille", sagt Luisa.

„Die Pille verhindert, dass ich schwanger werde.
Ich kann Sex haben und nicht schwanger werden.
Jeden Tag nehme ich eine Pille ein.
Immer zur gleichen Zeit, mit viel Wasser!
Wenn ich die Pille mal vergesse,
dann wirkt die Pille nicht mehr richtig.
Und mein Sex·partner muss
mit einem Kondom verhüten", sagt Luisa.

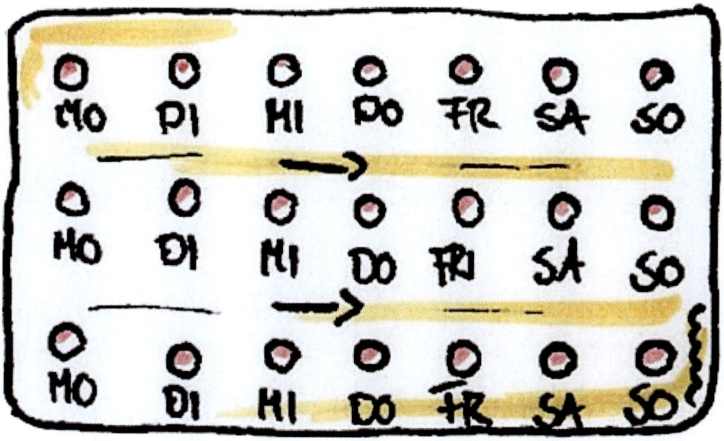
MO DI MI DO FR SA SO
MO DI MI DO FR SA SO
MO DI MI DO FR SA SO

„Das mit dem Kondom habe ich schon mal gemacht.
Die Kondom·regeln kenne ich auswendig“,
sagt Hannes.

„Na dann lass mal hören!“, fordert Luisa ihn auf.

„1. Auf das Verfallsdatum achten,
dass es noch nicht abgelaufen ist,
2. Vorsichtig öffnen, nicht mit den Zähnen
oder einer Schere,
3. Kondom aus der Packung nehmen,
4. darauf achten, dass es richtig rum aufgesetzt wird.
Man muss es abrollen können.
Achtung, nicht umdrehen!
Neues Kondom nehmen!
5. Beim Abrollen den Zipfel oben zudrücken,
6. bis nach unten abrollen.
7. Nach dem Abspritzen:
Das Kondom am Penis festhalten.
Dann erst vorsichtig aus der Vagina ziehen
und das Kondom abnehmen.
8. In den Mülleimer schmeißen.

Das hat mir mein Kumpel Tim erklärt.
Und an einer Banane gezeigt“, sagt Hannes stolz.

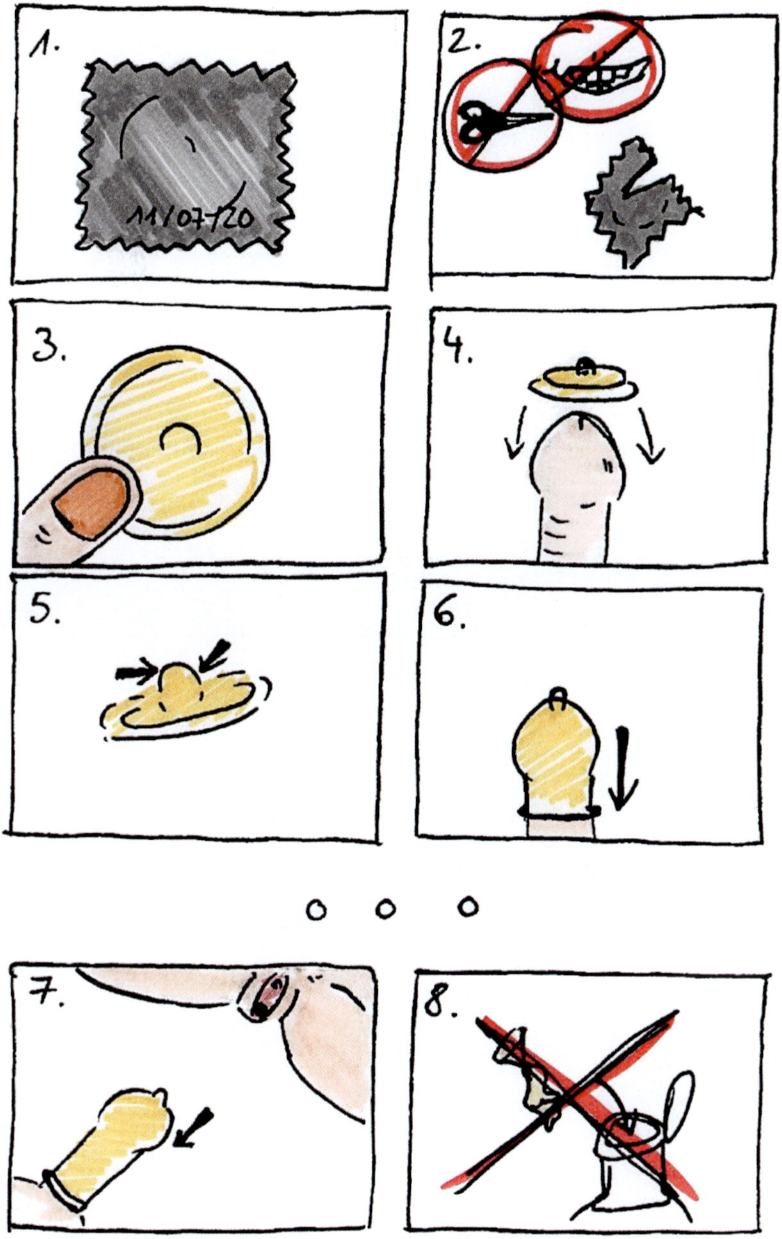
1.
11/07/20
2.
3.
4.
5.
6.
7.
8.

„Sehr gut.
Und Kondome sind das einzige Verhütungs·mittel,
das vor Geschlechts·krankheiten schütz“,
sagt Luisa.

„Stimmt“, sagt Hannes.
„Tim hatte schon mal so eine Krankheit.
Sein Penis hat gebrannt und gejuckt.
Und es haben sich kleine Blasen gebildet.
Er musste dann zum Fach·arzt.
Er hat eine Salbe bekommen,
die er auf seinen Penis auftragen musste.
Und er durfte 10 Tage keinen Sex machen.
Sonst hätte er andere angesteckt.“

„Ich hatte noch keine Geschlechts·krankheit“,
sagt Luisa.

„Ich auch nicht“, sagt Hannes.

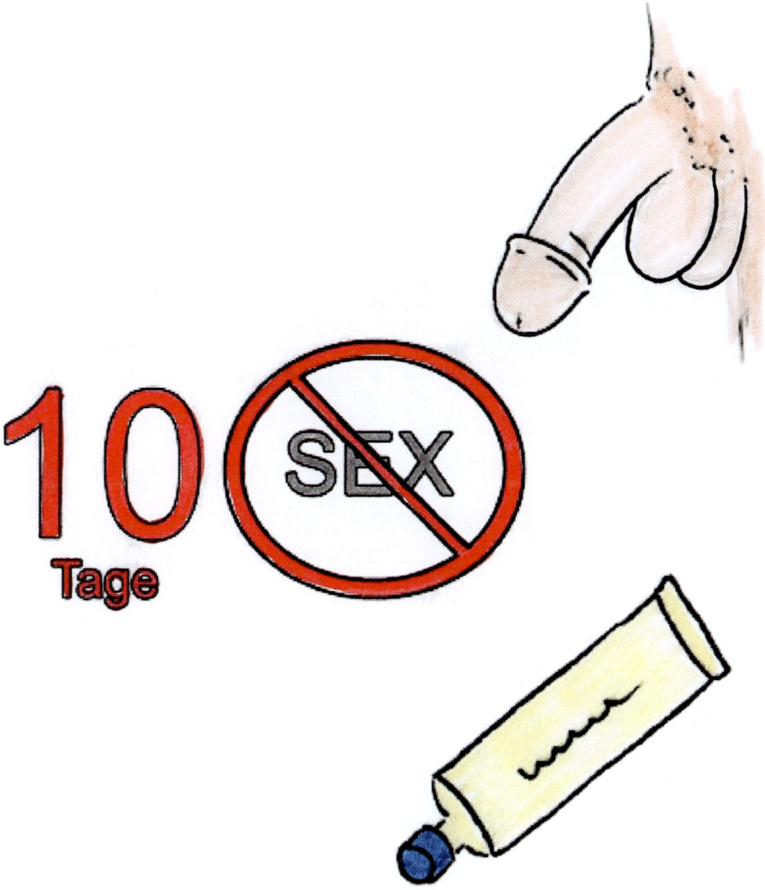
10
Tage
SEX

„Luisa, sag mal.
Weißt du, ob andere Frauen Sex haben,
wenn die Frauen bluten?“, fragt Hannes.

„Einige Frauen stört das nicht.
Wenn die Frauen bluten und Sex haben“,
sagt Luisa.

„Ich mag es nicht,
Sex haben, während ich meine Tage habe.
Lass uns ein paar Tage warten“,
sagt Luisa und kuschelt sich in Hannes Arm.

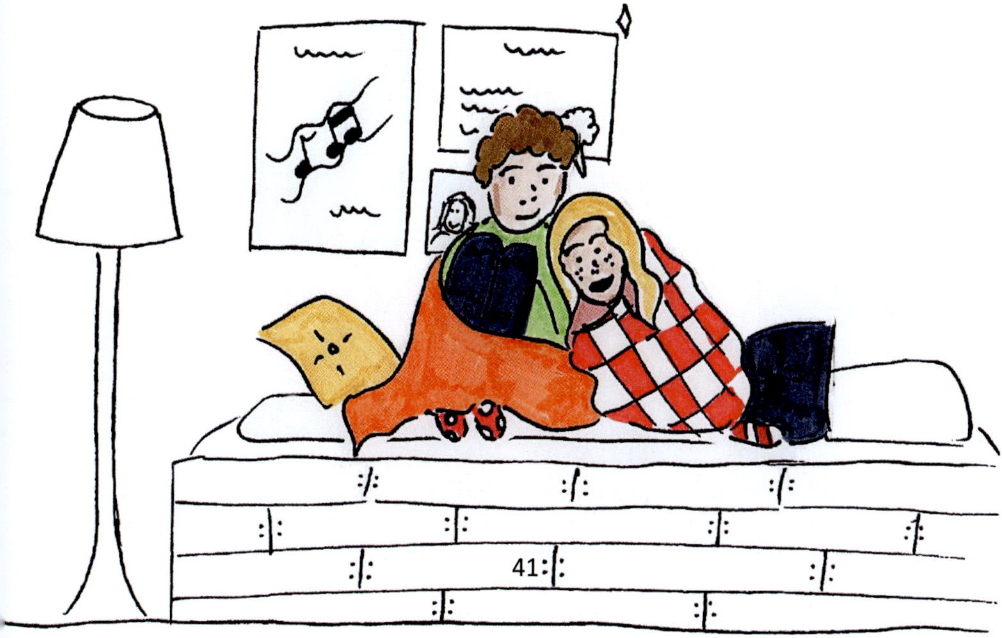
41

4. JEDER IST ANDERS – Toleranz

Hannes macht einen Ausflug mit dem Zug.

Luisa und Tim sind auch dabei.

Hannes, Luisa und Tim sitzen zusammen im Zug.

„Schau mal Hannes.
Da sitzen zwei Frauen und küssen sich!
Das sind zwei Lesben!“, sagt Tim.

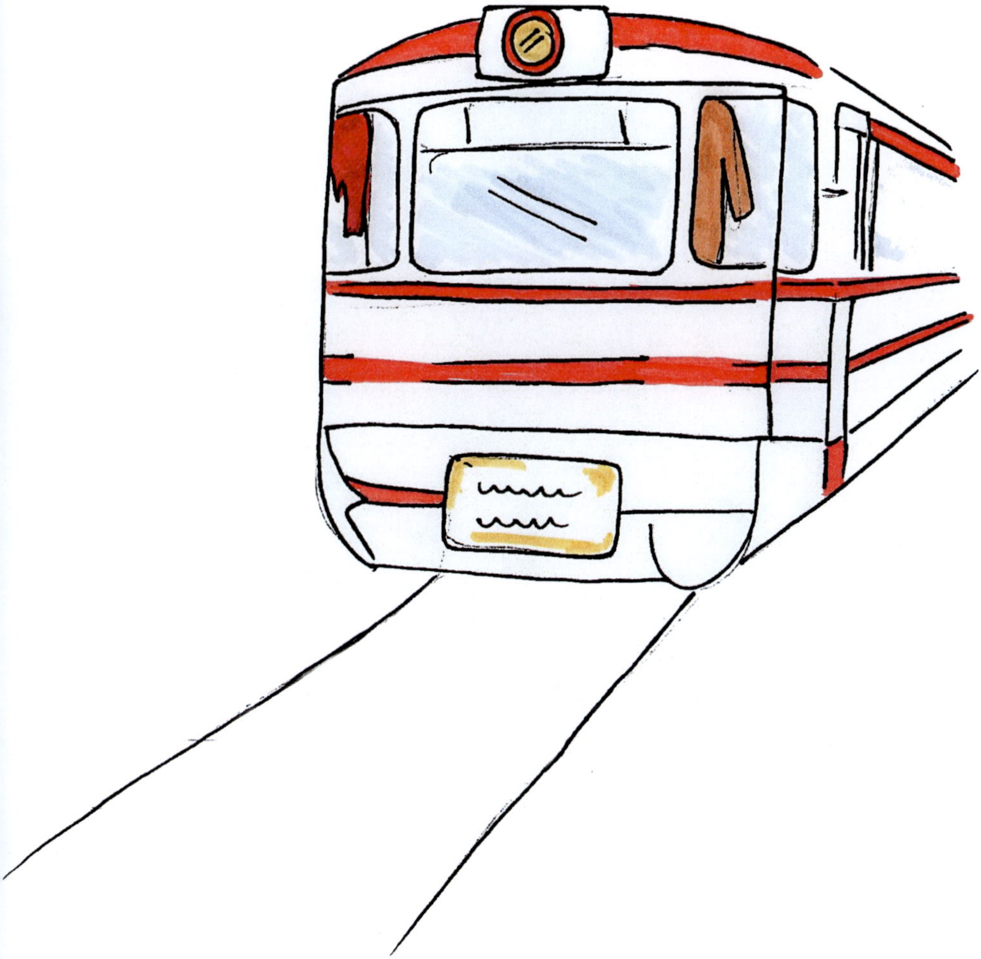

Hannes dreht sich um.
Und schaut nach hinten.

„Ja und?“, fragt Hannes Tim.

„Ich finde das komisch.
Dass sich zwei Frauen lieben und küssen
und Sex haben“, sagt Tim leise.

Peter kommt dazu
und setzt sich dazu.

„Na. Alles klar bei euch?“, fragt Peter.

„Ja, eigentlich schon“, sagt Hannes.

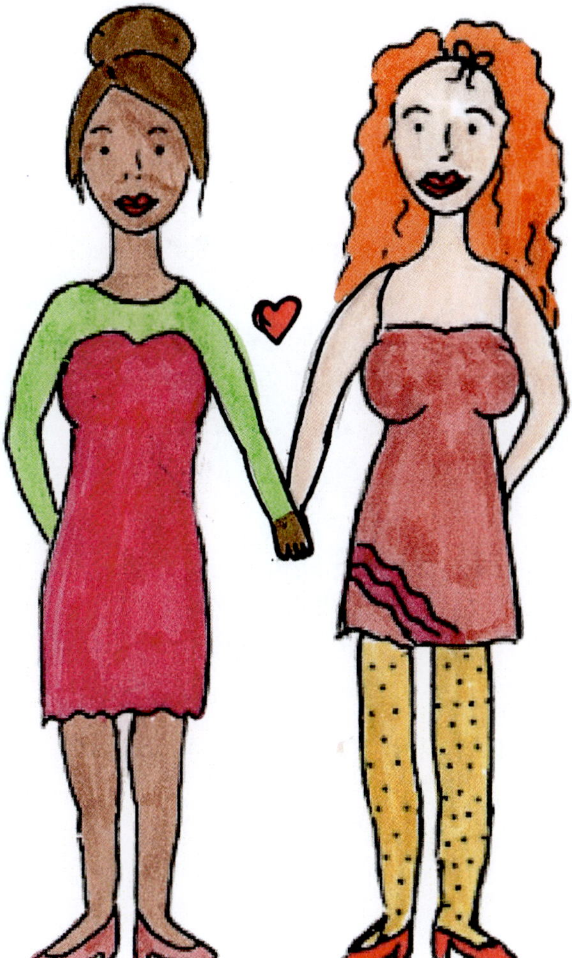

„Was hältst du von Lesben?
Sag schon Peter.
Die sind doch komisch. Oder?“, fragt Tim.

„Komisch finde ich Lesben nicht.
Jeder kann selbst entscheiden, wen er mag.
Es gibt Frauen, die Frauen lieben.
Und es gibt Männer, die Männer lieben
oder gut finden.
Diese nennt man Homo·sexuelle.

Und dann gibt es Menschen,
die Frauen und Männer gut finden.
Diese Sexualität nennt man bisexuell.

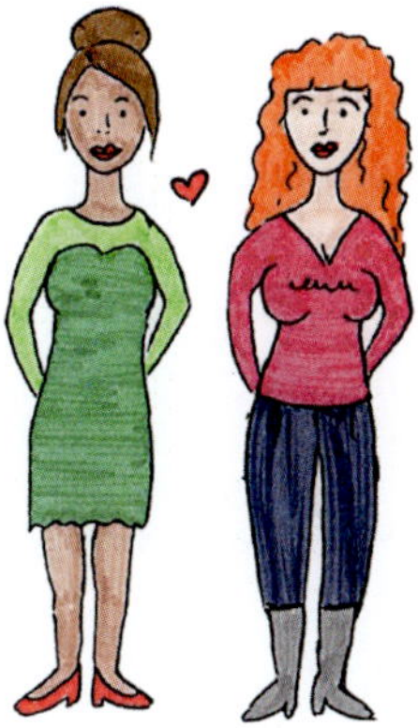

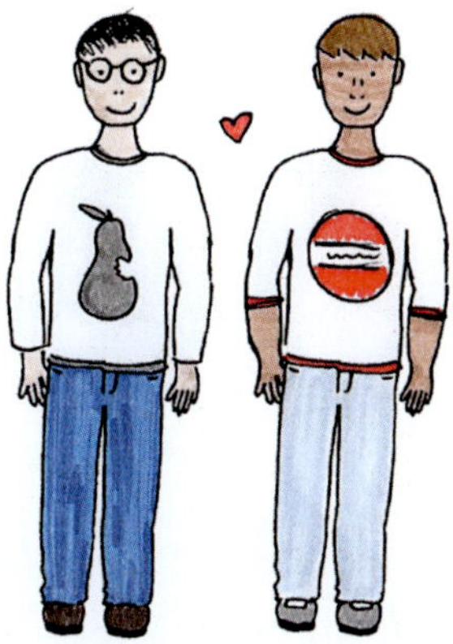

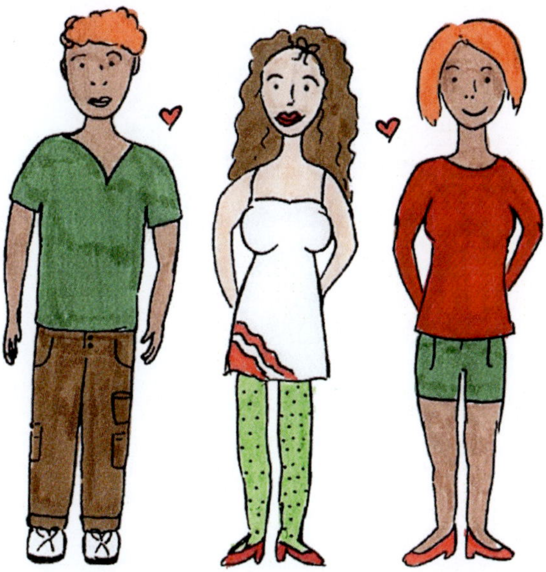

„Und was sind wir?
Also die Männer die Frauen gut finden?“,
fragt Tim.

„Hetero·sexuell.

Es gibt auch Menschen,
die kein Interesse an Sex haben.
Diese bezeichnen sich als asexuell.

Dann gibt es Menschen,
die haben seit ihrer Geburt
etwas von beiden Geschlechtern
– zum Beispiel einen Penis und eine Gebär·mutter.
Das sind Inter·sexuelle“, sagt Peter.

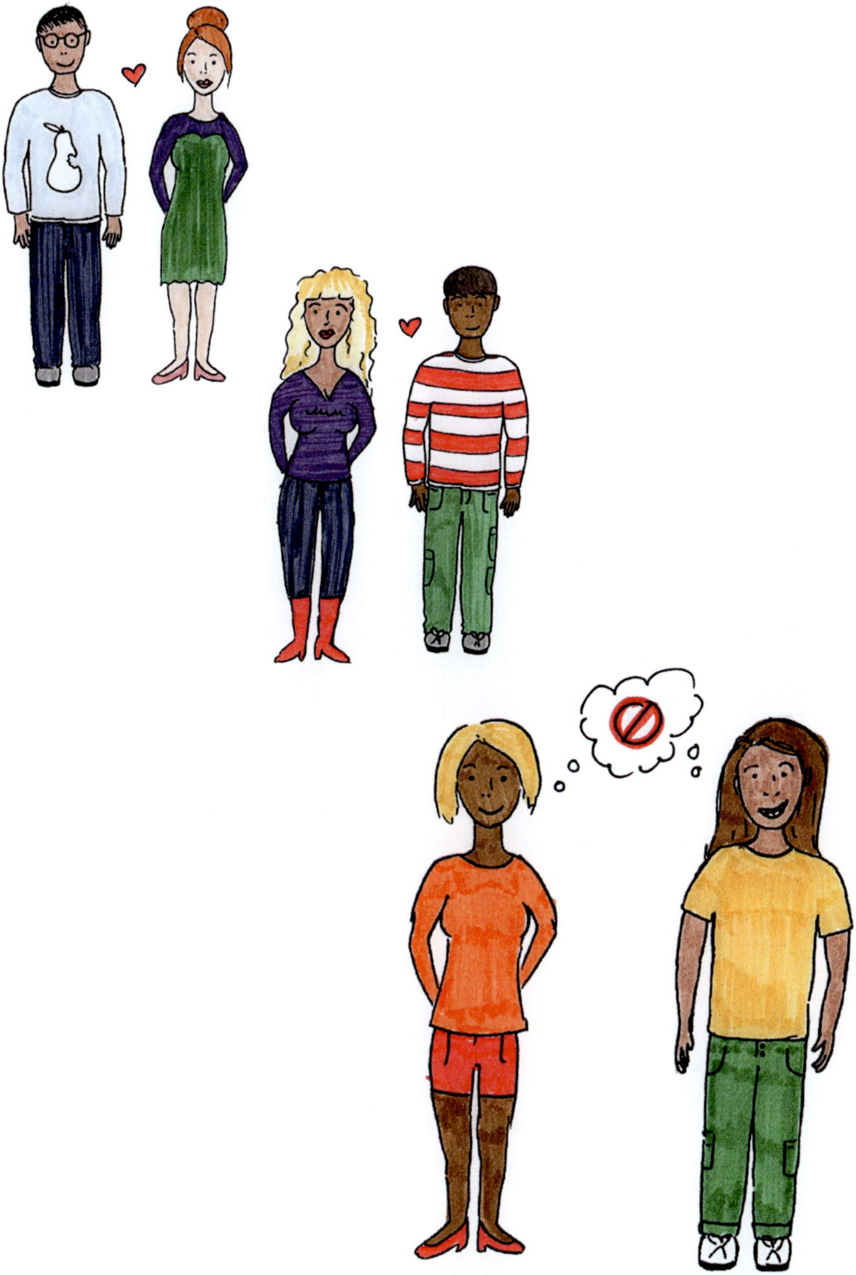

„Aha“, sagt Hannes.

„Und mein Bruder ist trans·sexuell.
Er möchte lieber eine Frau sein.
Sowas gibt es auch noch.
Das finde ich aber nicht komisch“, sagt Tim.

„Was es nicht alles gibt“, sagt Luisa.
„Und das ist alles normal?“, fragt Luisa Peter.

„Das ist alles normal. Es gibt nichts un·normales.
Ich sage nicht gern die Wörter normal
und un·normal.
Jeder ist anders.
Jeder darf und soll sich so entwickeln, wie er es möchte.
Er muss aber Rücksicht
auf anderer Menschen nehmen.
Das heißt, man darf anderen nicht schaden“,
sagt Peter.

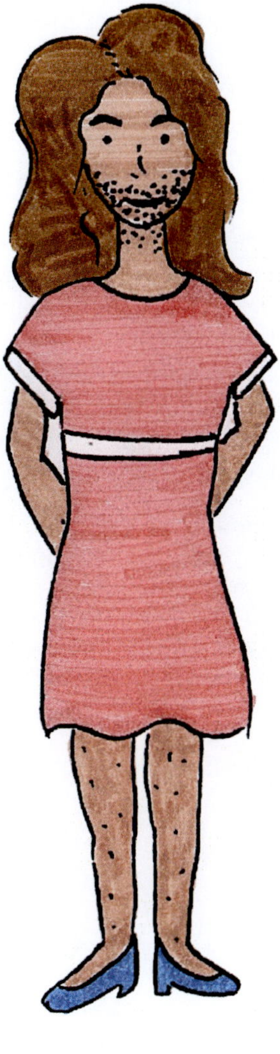

„So wie Luisa und ich“, sagt Hannes.
„Luisa und ich führen eine Beziehung.
Und Luisa darf noch einen Freund haben.
Den Daniel.
Daniel und ich verstehen uns gut.
Und wir sind beide mit Luisa zusammen.
Das ist für uns normal“, sagt Hannes.

„Das ist eine poly·game Beziehung“, sagt Peter.

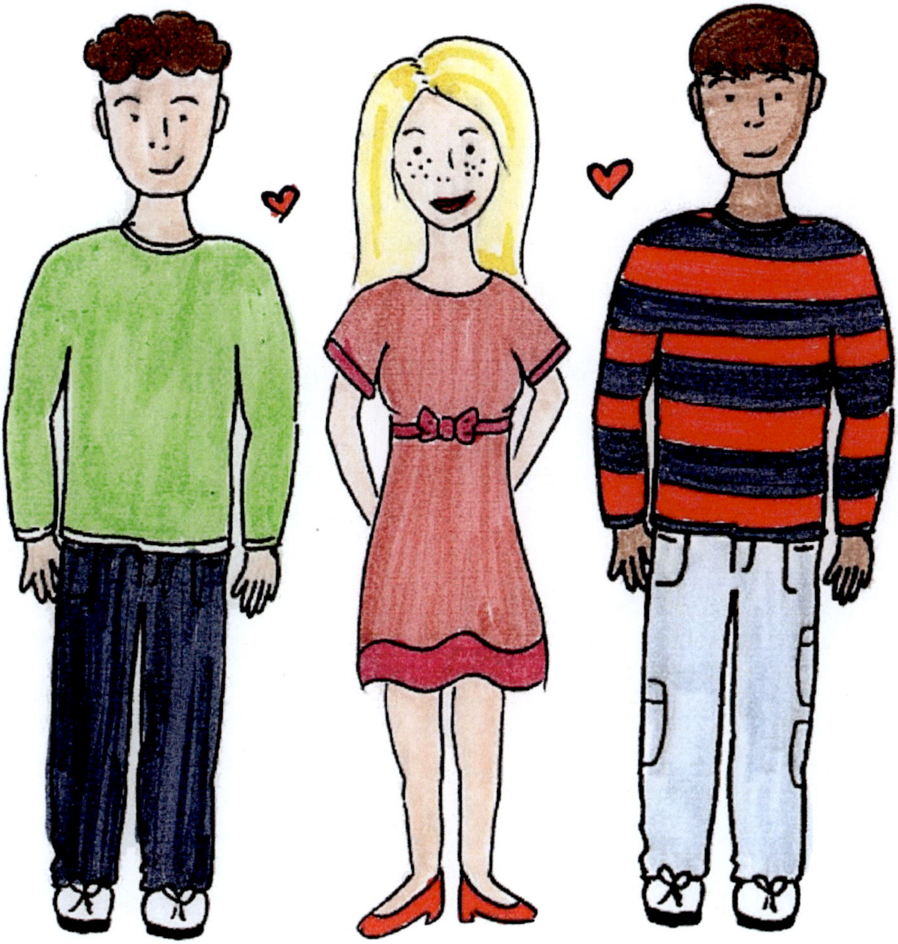

„Das finde ich wieder komisch“, sagt Tim.
„Meine Freundin soll nur meine Freundin sein.
Die will ich nicht teilen.
Aber ich will ja momentan keine Freundin“, sagt er.

„Das nennt man mono·game Beziehung“,
sagt Peter.
„Jeder hat seine Beziehungs·form gefunden.
Und jeder Einzelne ist zufrieden damit“,
sagt Peter.

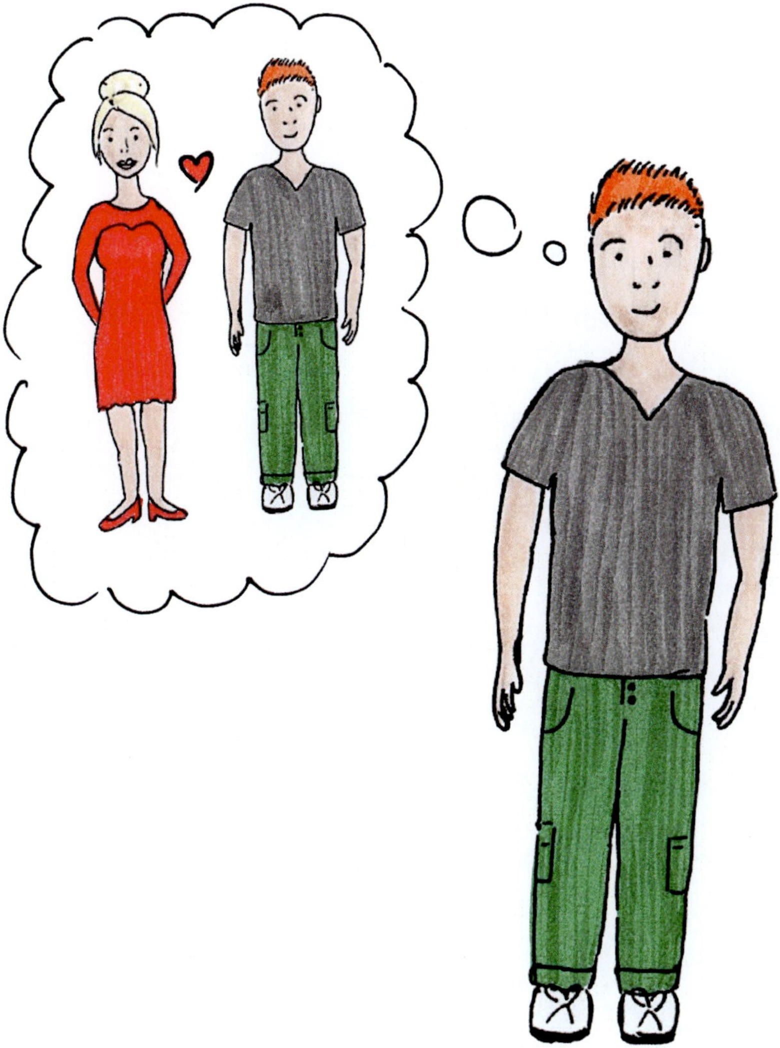

„Ihr seid alle befreundet.
Und ihr erkennt die Beziehungs·form
des anderen an.
Das nennt man tolerant sein.
Tolerant gegenüber seinen Mit·menschen sein,
das ist sehr wichtig.
Damit jeder so leben kann, wie er will",
sagt Peter.

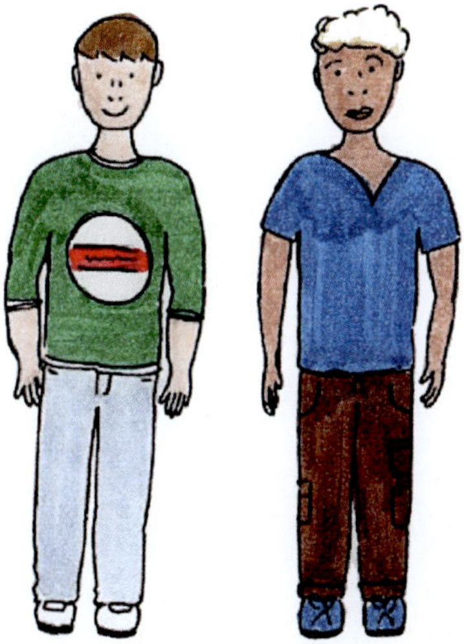

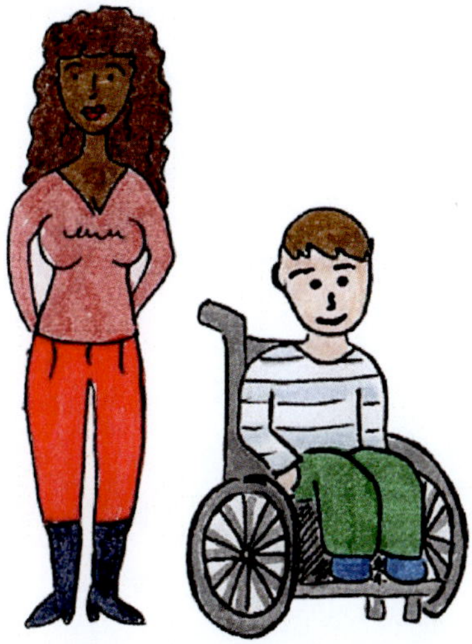

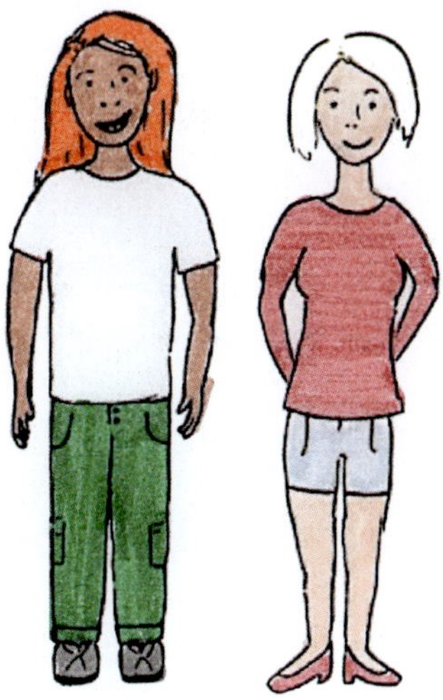

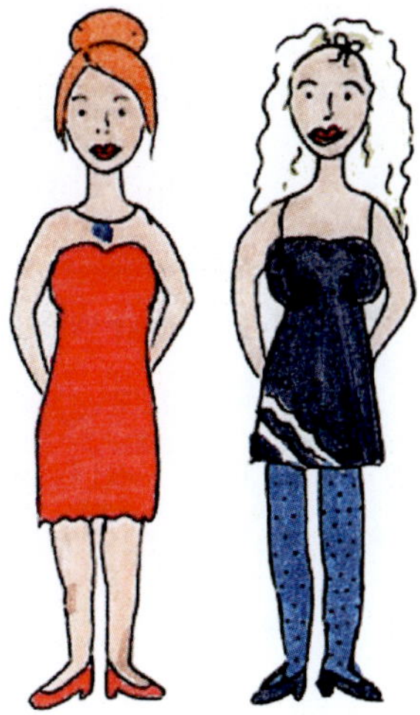

5. ANLEITUNG ZUM SEX
Sex, Selbst·befriedigung Frau

Hannes klopft an die Tür von Tim.

„Herein!“, ruft Tim.

„Hallo Tim, ich brauch mal deine Hilfe“,
sagt Hannes nervös.

„Komm erstmal rein.
Und setz dich“, sagt Tim.
„Was ist los Hannes?“

„Am Wochenende schläft Luisa bei mir.
Und ich hoffe, wir haben Sex.
Aber ich habe keine Ahnung.
Ich habe mir den Porno·film angeschaut.
Aber da geht alles so schnell.
Und die sind dabei so laut.
Wie macht man Sex?“, fragt Hannes Tim.

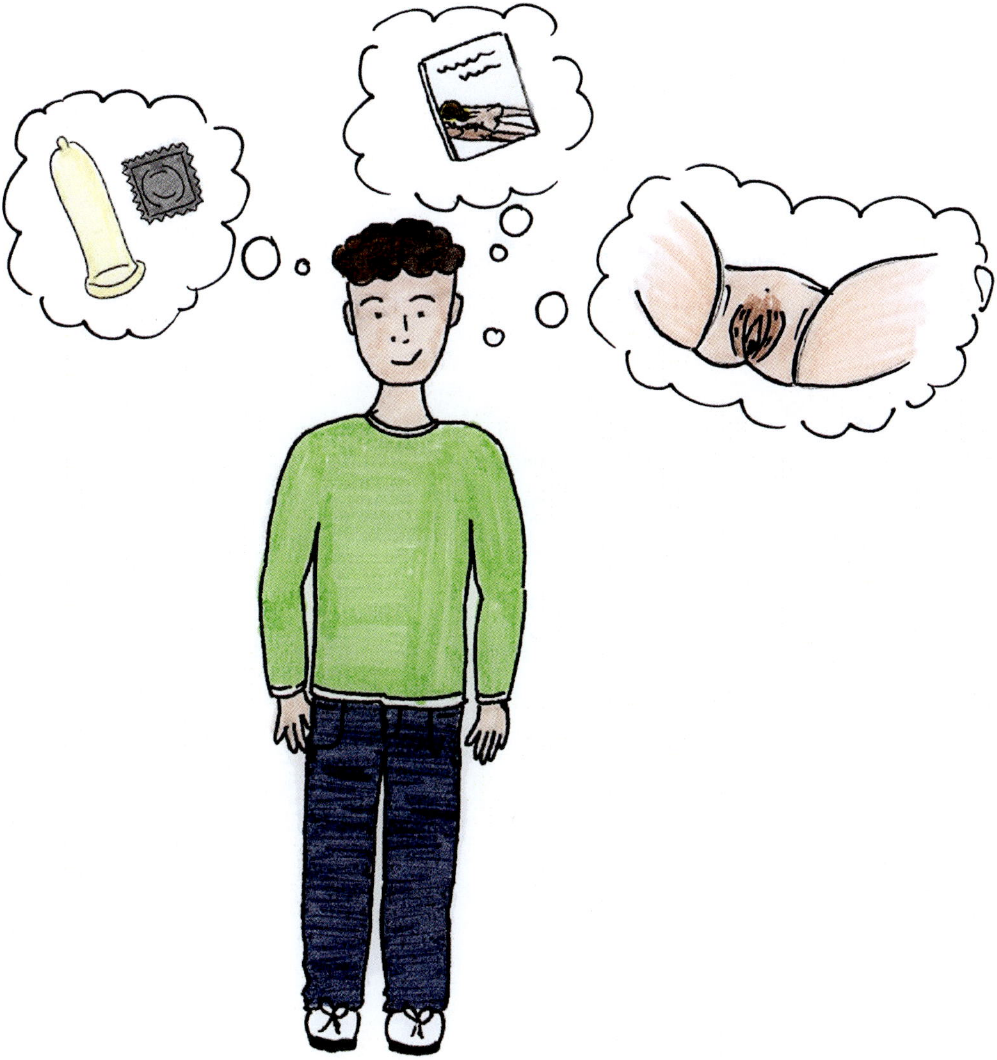

„Erstmal ganz entspannt.
Das kommt von allein.
Meistens ist es so.
Ihr küsst euch.
Und ihr kuschelt.
Dann wird dein Penis steif.
Und Luisas Vagina wird feucht.
Ihr zieht euch aus
und streichelt euch.
Du ziehst ein Kondom über deinen Penis.
Und wenn ihr bereit seid,
steckst du langsam deinen Penis in Luisas Vagina.
Dann bewegst du dich langsam oder schnell.
Je nachdem, wie es euch gefällt,
wirst du dich schneller oder langsamer bewegen“,
sagt Tim.

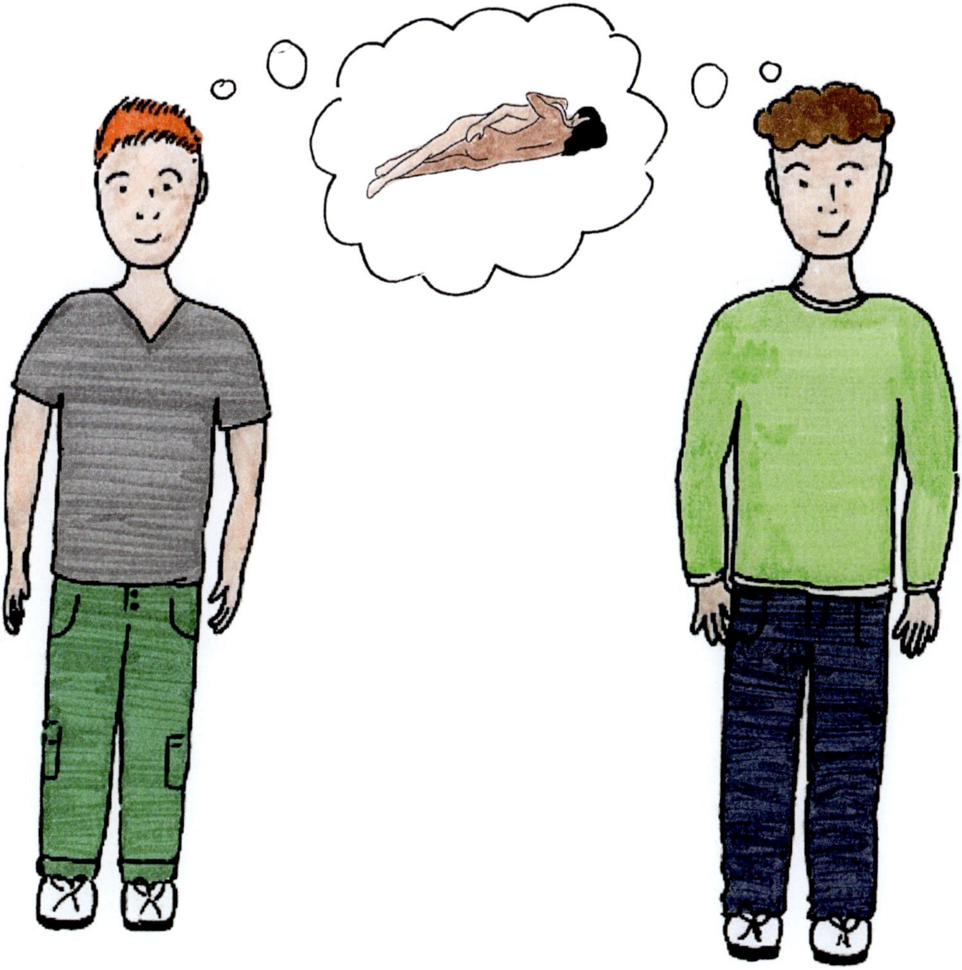

Hannes sitzt erstaunt auf dem Sessel von Tim.

„Wann bin ich bereit?
Oder wann ist Luisa bereit?“, fragt Hannes.

„Das spürst du.
Das ist bei jedem anders.
Und halte dich nicht an die Filme.
Mein Bruder hat mir gesagt.
Das nicht alles stimmt, was die da machen.
Die übertreiben immer, meint mein Bruder“,
sagt Tim.

„Aha. Und woher weiß ich, was Luisa mag?“,
fragt Hannes.

„Frag Luisa,
was ihr gefällt“, sagt Tim.

„Das ist eine gute Idee“, antwortet Hannes.

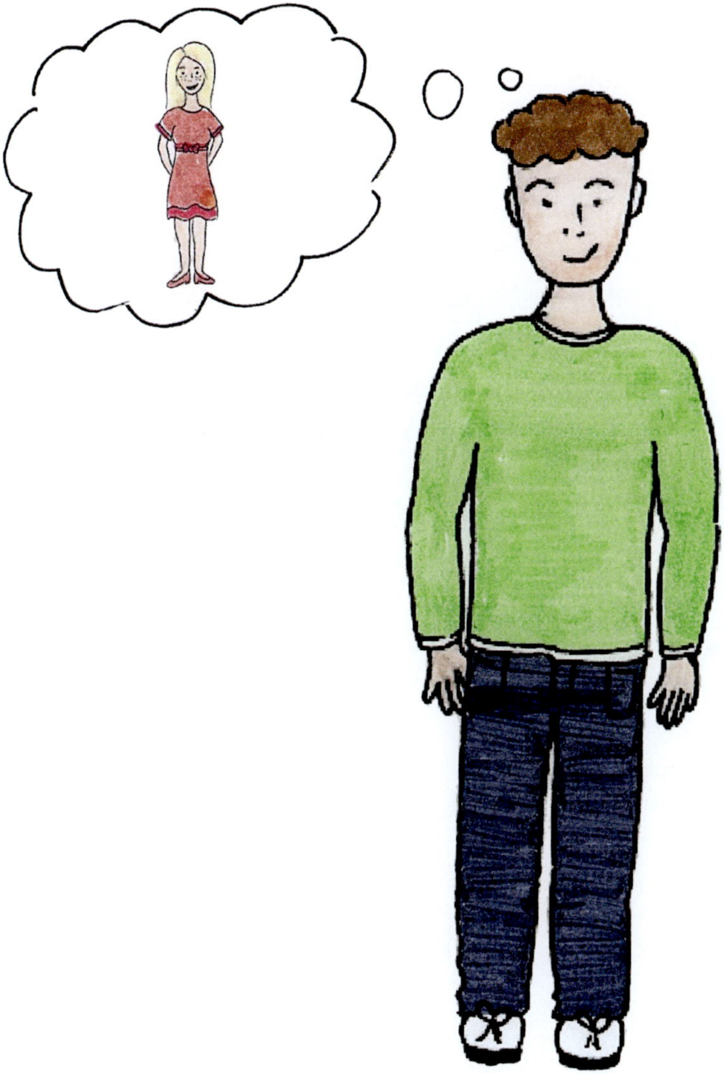

„Ach, Hannes,
ich war bei Gabi.
Ich habe Gabi gefragt,
ob sie sich selbst·befriedigt.
Gabi hat es mir an ihrer Vagina gezeigt.
Aber für dich hat Gabi mir das Bild
von einer Vagina mitgegeben“, sagt Tim.

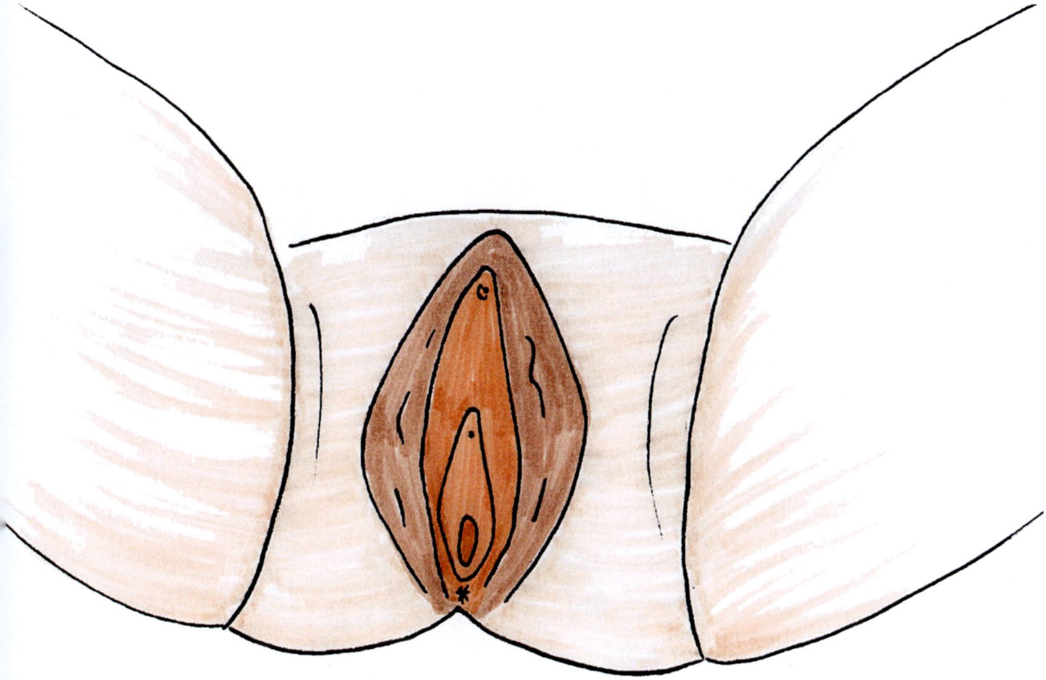

„Und was ist das alles?“ fragt Hannes.

„Die Vagina nennt man auch Vulva oder Scheide.
Das hier oben ist die Klitoris.
Die Klitoris wird auch Kitzler genannt.
Die Klitoris ist sehr empfindlich.
Sie schwillt etwas an,
wenn die Frau erregt ist.
Innen liegen die kleinen Scham·lippen
und außen die großen Scham·lippen.
Das hier ist die Harnröhren·öffnung
daraus pinkeln die Frauen.
Und das ist der Scheiden·eingang.
Hier wird der Penis reingesteckt.
Das hier unten ist das Po·loch“, sagt Tim.

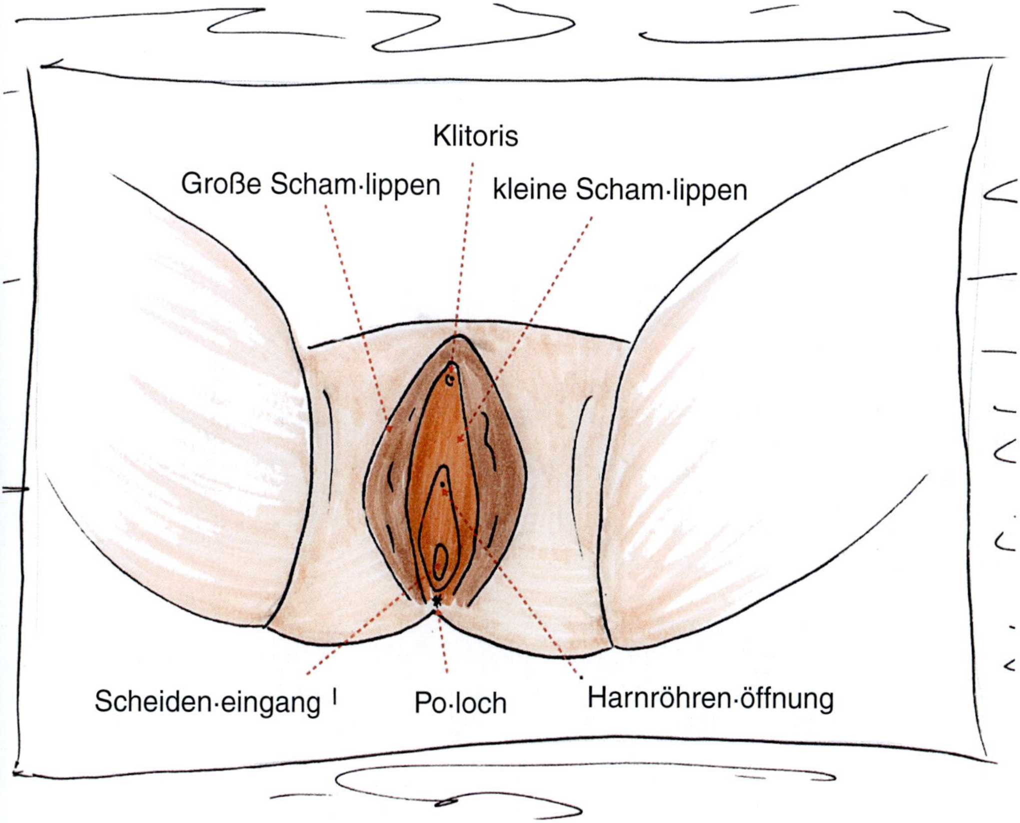
Klitoris
Große Scham·lippen
kleine Scham·lippen
Scheiden·eingang
Po·loch
Harnröhren·öffnung

„Und wie befriedigt sich die Frau?“, fragt Hannes.

„Die meisten Frauen streicheln
oder reiben ihre Klitoris.
Die Frauen stecken sich dabei
entweder ihren Finger in die Scheide
oder einen Penis aus Gummi.
Den haben wir in den Laden auch gesehen“,
sagt Tim.

„Also reiben und streicheln die Frauen ihre Vagina?“

„Ja vor allem die Klitoris.
Das heißt klitoraler Orgasmus.
Ein Orgasmus nennt man auch Höhepunkt.
Der Orgasmus ist ein sehr starkes, schönes Gefühl.
Der Orgasmus ist aber bei jeder Frau
unterschiedlich“, sagt Tim.

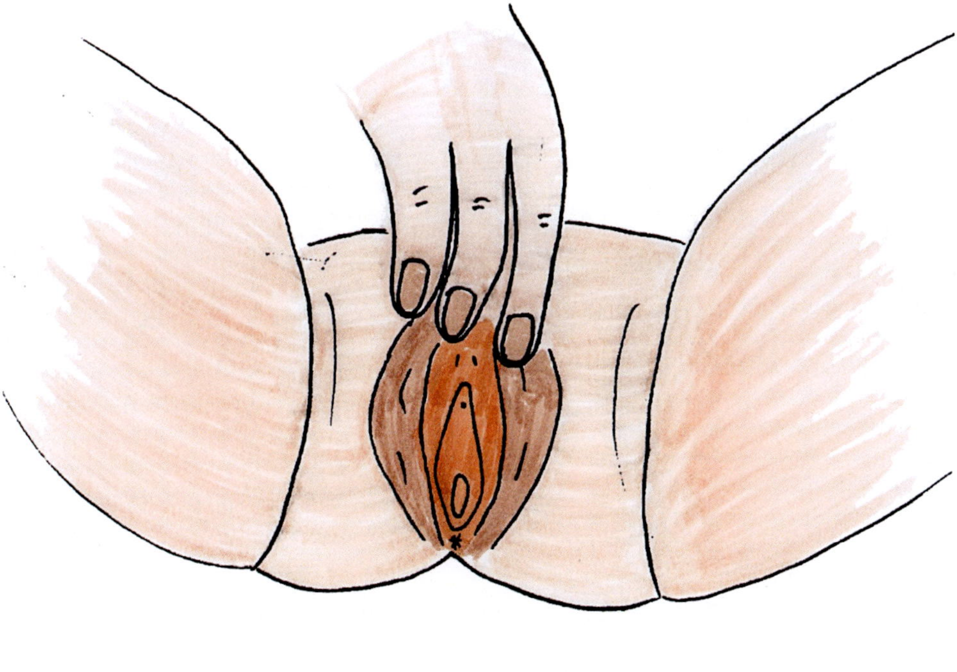

„Und wenn ich den Penis einführe,
was ist das dann für ein Orgasmus?“,
fragt Hannes.

„Das ist ein vaginaler Orgasmus.
Frauen bekommen leider nicht immer
einen Orgasmus.
Wir bekommen meistens einen.
Wenn wir abspritzen, ist das unser Orgasmus“,
sagt Tim.

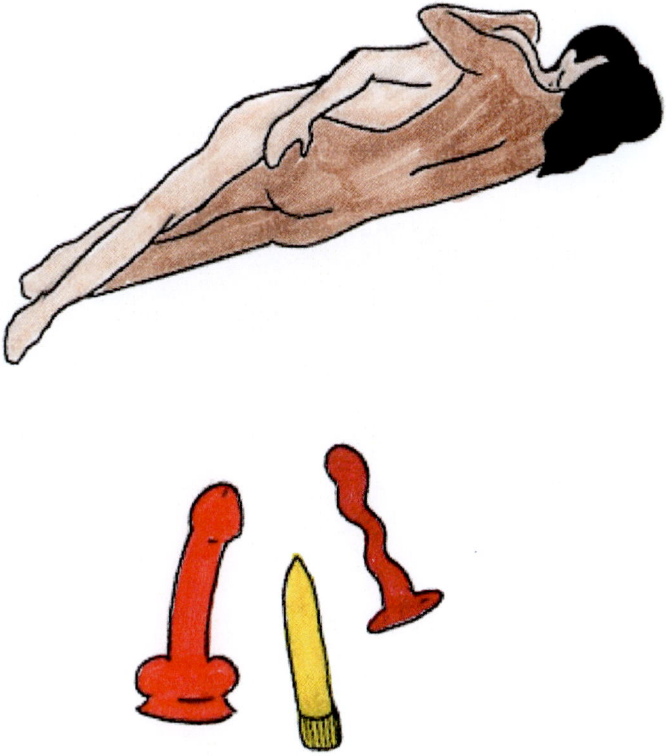

„Danke Tim.
Jetzt weiß ich Bescheid.
Dann fahre ich erstmal nicht zu Gabi“,
sagt Hannes zufrieden und
verlässt das Zimmer.

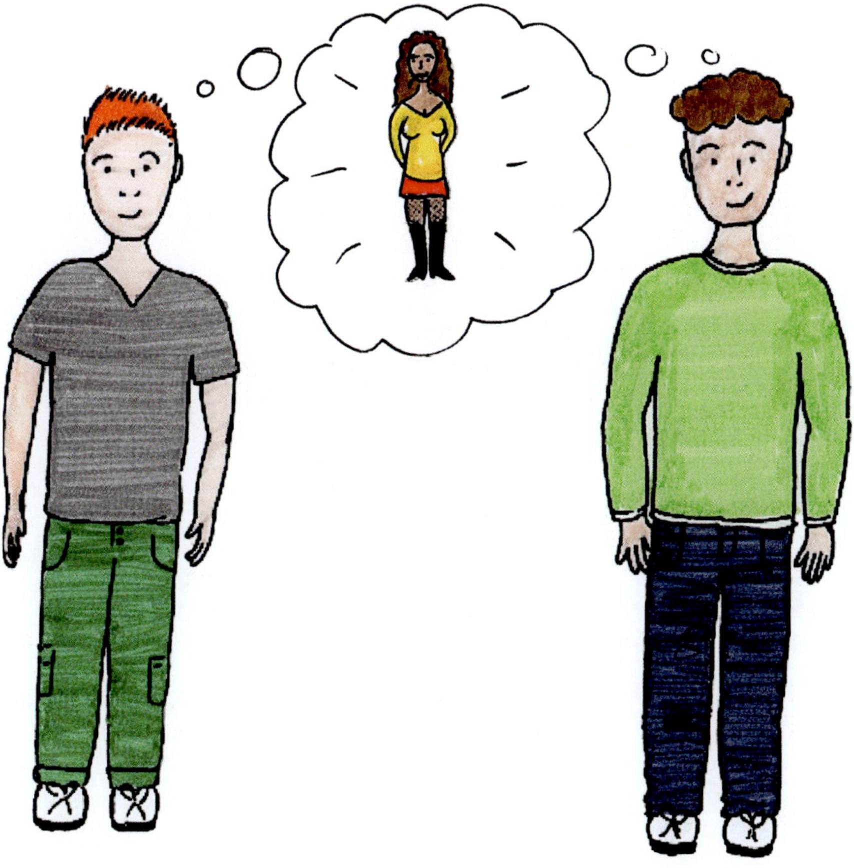

6. VORLIEBEN UND VERBOTE!

Bald ist Frühlings·markt

in der Werkstatt.

Auch Hannes ist bei den Vorbereitungen dabei.

Er ist in der Künstler·gruppe.

Auf seinem Arbeits·platz liegen viele Sachen:

Federn, Watte, Filz, Stoffe, Eierschalen
und Moos.

Das fühlt sich alles toll an.

Neben Hannes sitzt Lars.

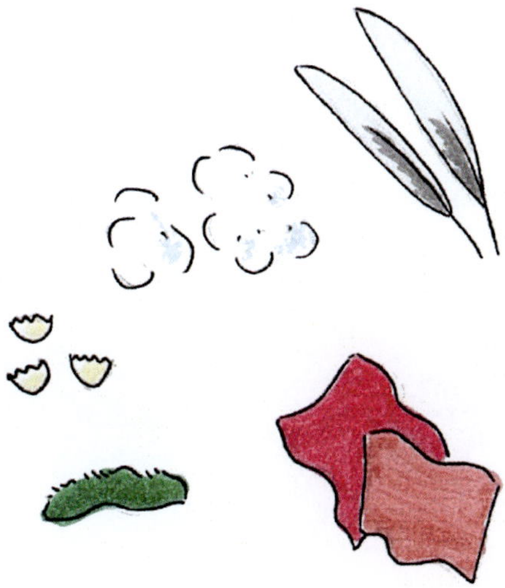

Lars hat eine Feder in der Hand.

Er freut sich sehr darüber.

Lars wedelt mit der Feder hin und her

und stöhnt dabei laut.

Was macht er da bloß?

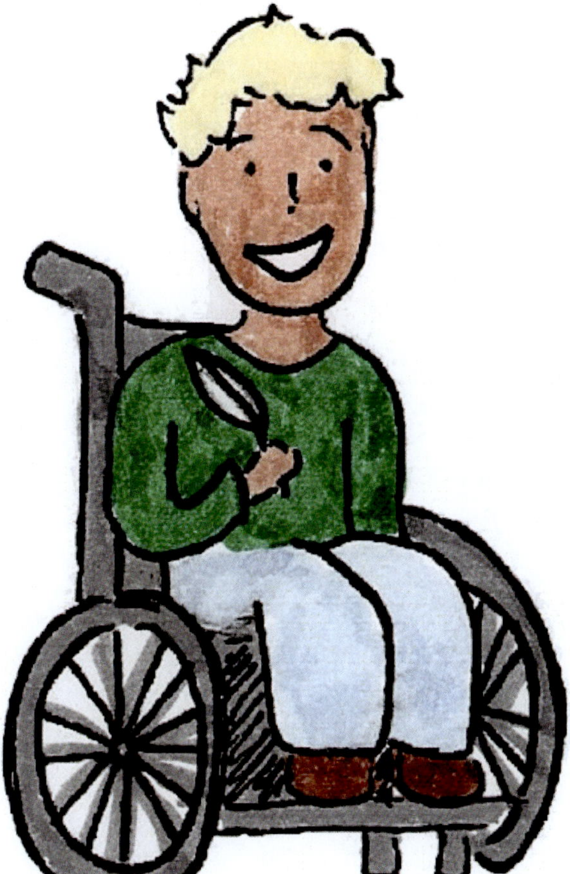

Plötzlich kommt Ella.

Ella ist die Betreuerin.

Sie nimmt Lars die Feder weg.

„Lass das Lars!“, sagt Ella leise.

„Das kannst du hier nicht machen!“,
sagt Ella und verschwindet mit der Feder.

Lars ist sehr traurig.

Hannes geht zu Lars.

Und tröstet ihn.

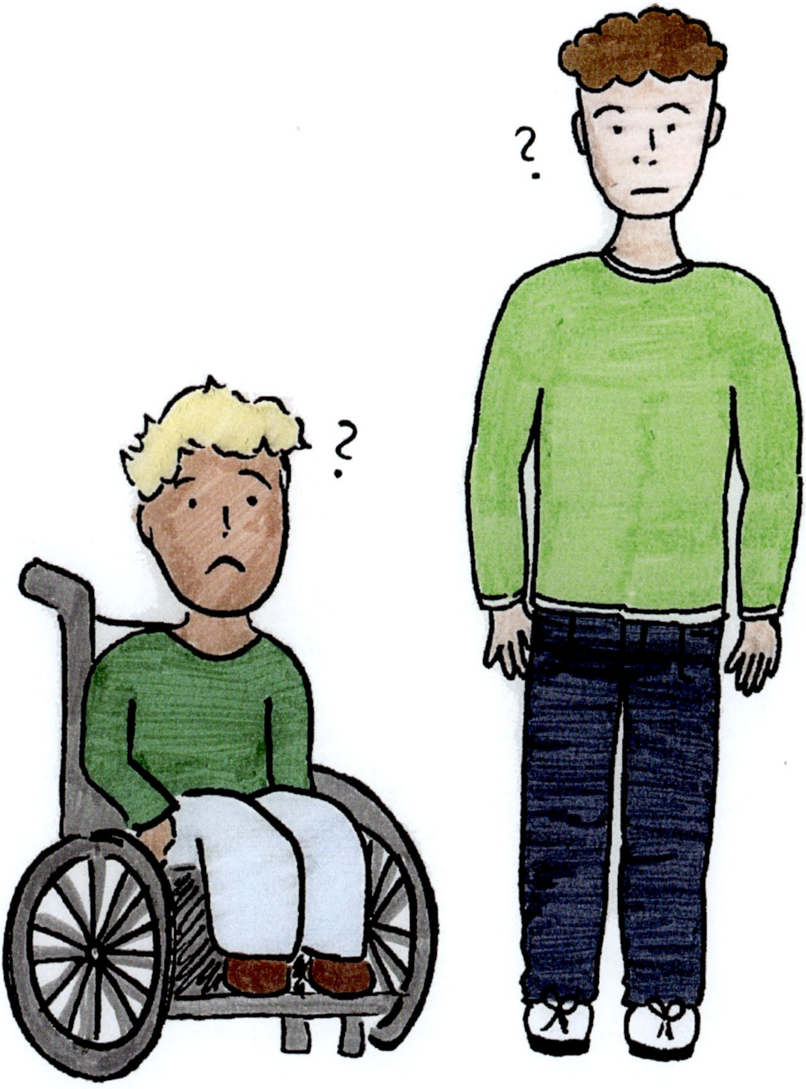

„Warum hat Ella dir die Feder weg·genommen?“,
fragt Hannes.

„Ich liebe Federn“, sagt Lars.

„Du liebst Federn?“, fragt Hannes.

„Ich mag Federn.
Federn sind ganz weich und schön leicht.
Und wie sich die Federn bewegen.
Da bekomme ich schöne Gefühle“, sagt Lars.

„Ich verstehe. Du liebst Federn.
Und was sollst du hier nicht machen?“,
fragt Hannes.

„Mit den Federn spielen“, sagt Lars traurig.

„Das verstehe ich nicht.
Lass uns Ella fragen“, sagt Hannes und ruft Ella.

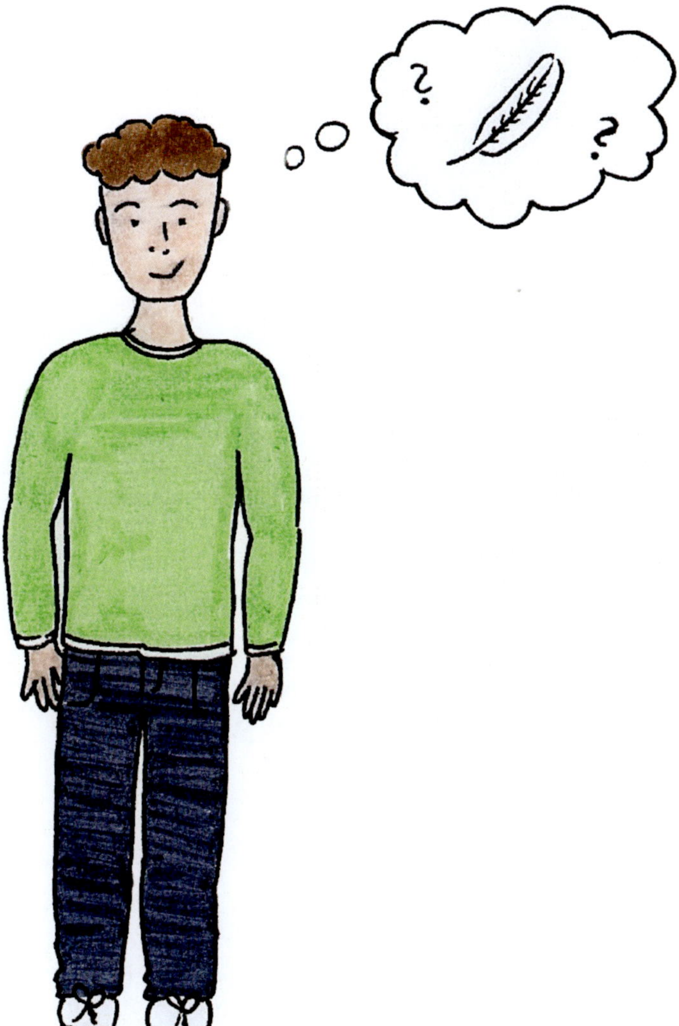

„Ella. Ella kannst du mal kommen!“

Ella geht zu Hannes und Lars.

„Was gibt es? Wie kann ich euch helfen?“,
fragt Ella.

„Warum darf Lars nicht mit der Feder spielen?“,
fragt Hannes.

Ella antwortet:
„Weil er sich dabei selbst·befriedigt.
Lars findet Federn sehr erregend.
Stimmt das Lars?“

„Ja das stimmt!“, sagt Lars.

„Das ist auch in Ordnung.
Jeder kann das mögen was er möchte,
ob das Federn sind oder Stoffe
oder Gegen·stände“, sagt Ella.

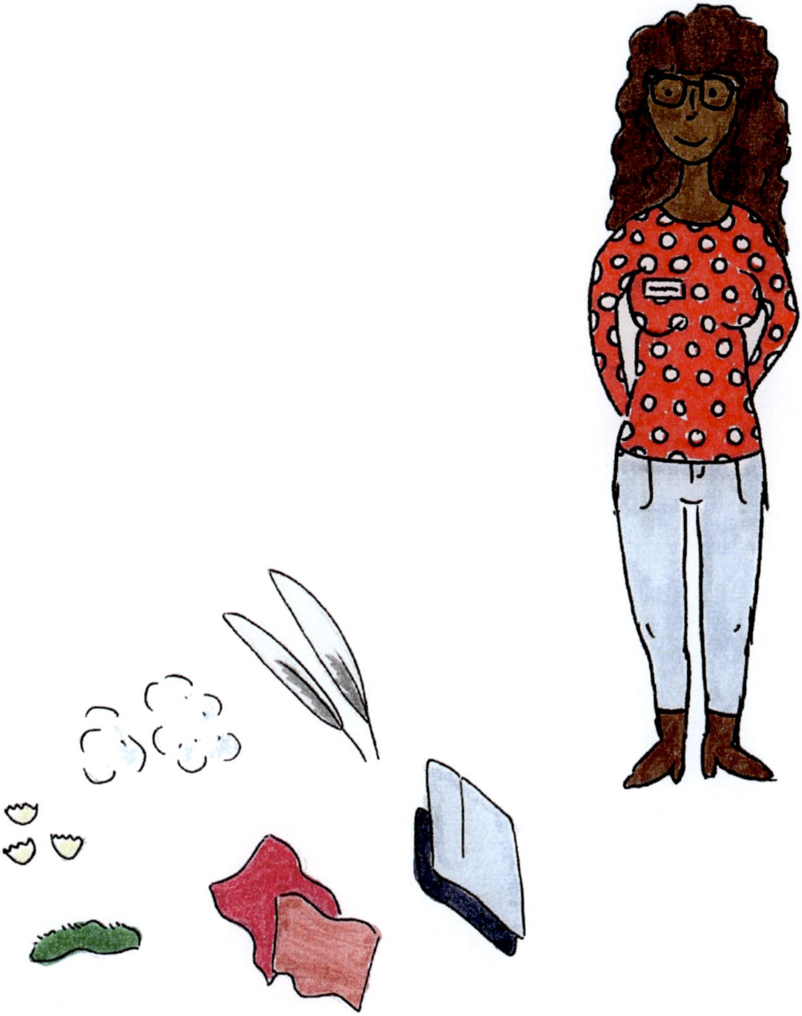

„Nur Selbst·befriedigung in der Öffentlichkeit
ist verboten.
Zu Hause kann er das gerne machen.
In seinem Zimmer, wenn seine Tür zu ist,
stört es niemand.
Hier bei der Arbeit geht das nicht.
Denn hier sind auch andere Mit·arbeiter,
die das nicht sehen wollen“, sagt Ella.

„Also es ist in Ordnung, dass er Federn mag?“,
fragt Hannes.

„Ja, völlig in Ordnung“, sagt Ella.

„Also ist Selbst·befriedigung in der Öffentlichkeit
wie bei der Arbeit oder in der Stadt
verboten?“, fragt Hannes.

„Ja genau. Das ist verboten“, sagt Ella.

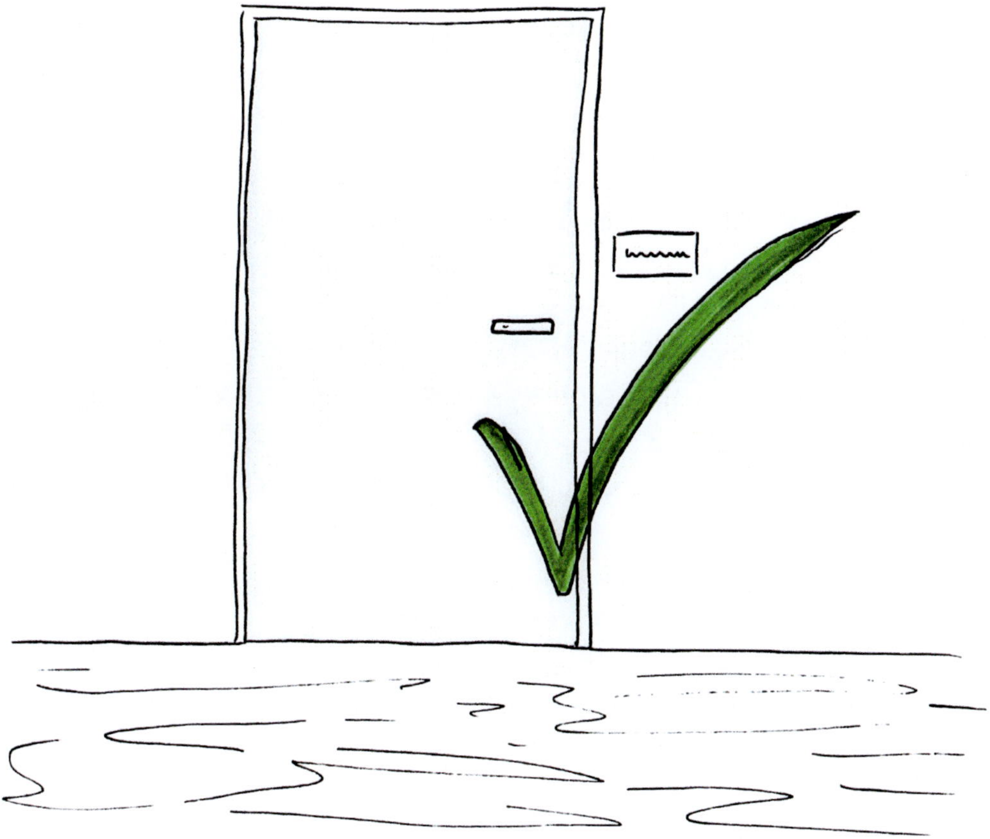

„Gibt es noch mehr Verbote,
die mit Selbst·befriedigung oder Sex zu tun haben?“,
fragt Hannes neugierig.

„Sex ist in der Öffentlichkeit verboten.
Sex gegen Willen der anderen Person ist verboten.
Sex mit Tieren ist verboten.
Sex mit Kindern ist verboten.
Sex mit Verwandten ist auch verboten!“,
sagt Ella.

„Das habe ich noch nicht gewusst.
Du Lars?“, fragt Hannes Lars.

„Nein.
Ich auch nicht“, antwortet Lars.

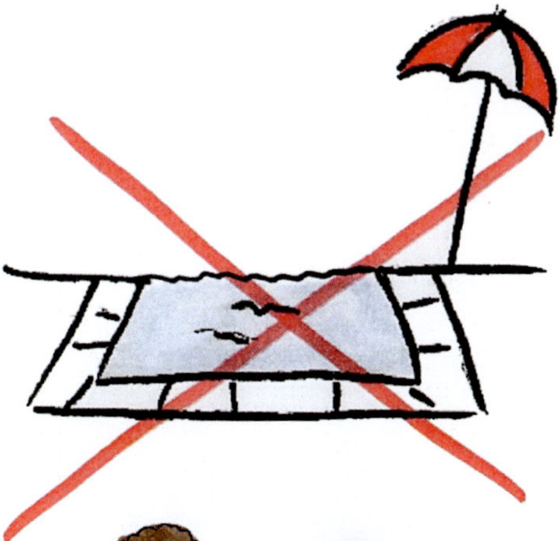

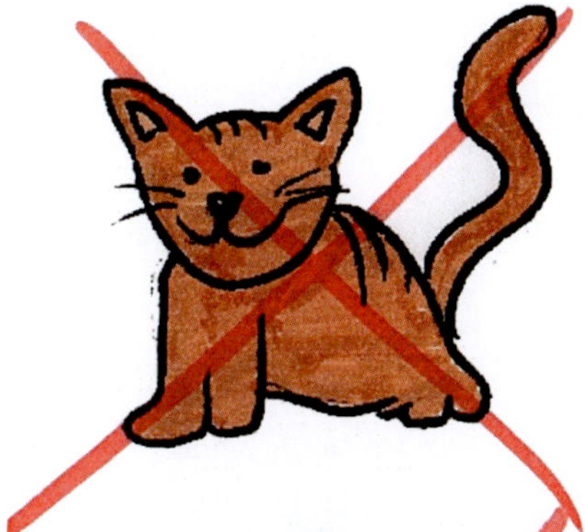

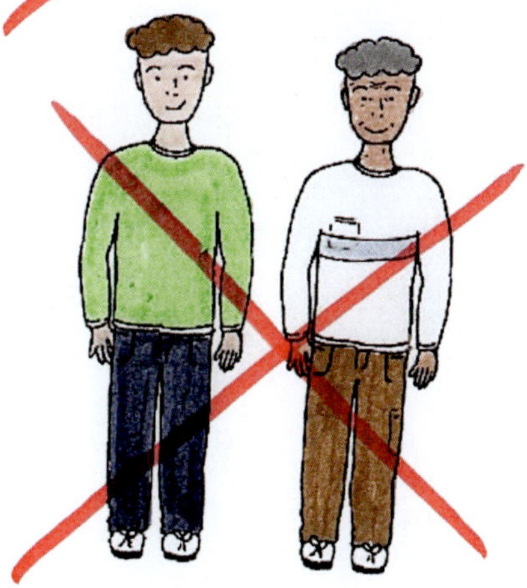

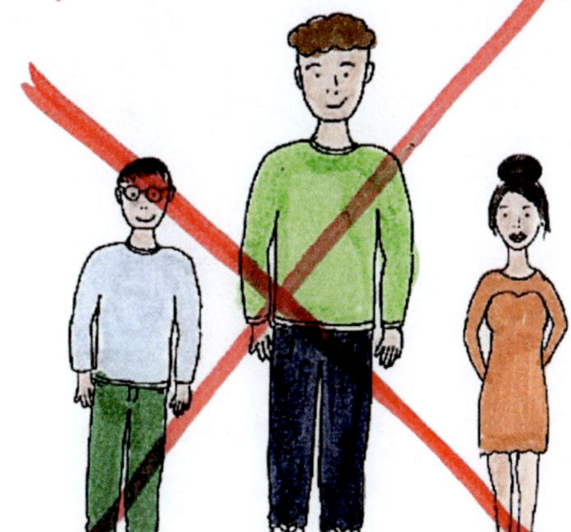

„Habt ihr sonst noch Fragen?“,
fragt Ella die beiden .

„Ja!“, sagt Lars.

„Woher hast du diese Federn?“, fragt Lars Ella.

„Von dem Bastel·laden gegenüber“, antwortet Ella.

„Toll. Hannes kommst du mit in den Bastel·laden.
In der Pause?“, fragt Lars.

„Klar. Komme ich mit.
Jetzt ist Pause“, antwortet Hannes.

Und schiebt Lars aus dem Arbeits·raum.

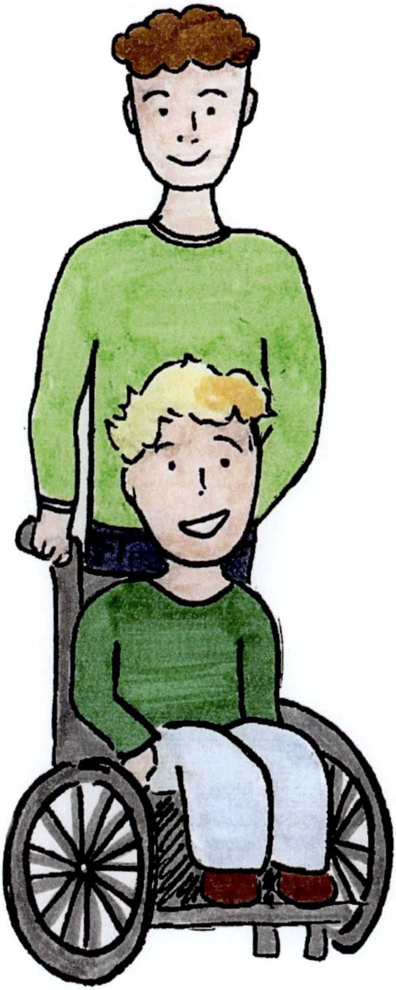

7. ENDLICH IST ES SOWEIT!

Endlich Wochenende.

Voller Freude wartet Hannes auf Luisa.

Sein Zimmer ist ganz sauber.

Er hat sein Bett frisch bezogen.

Außerdem ist Hannes geduscht.

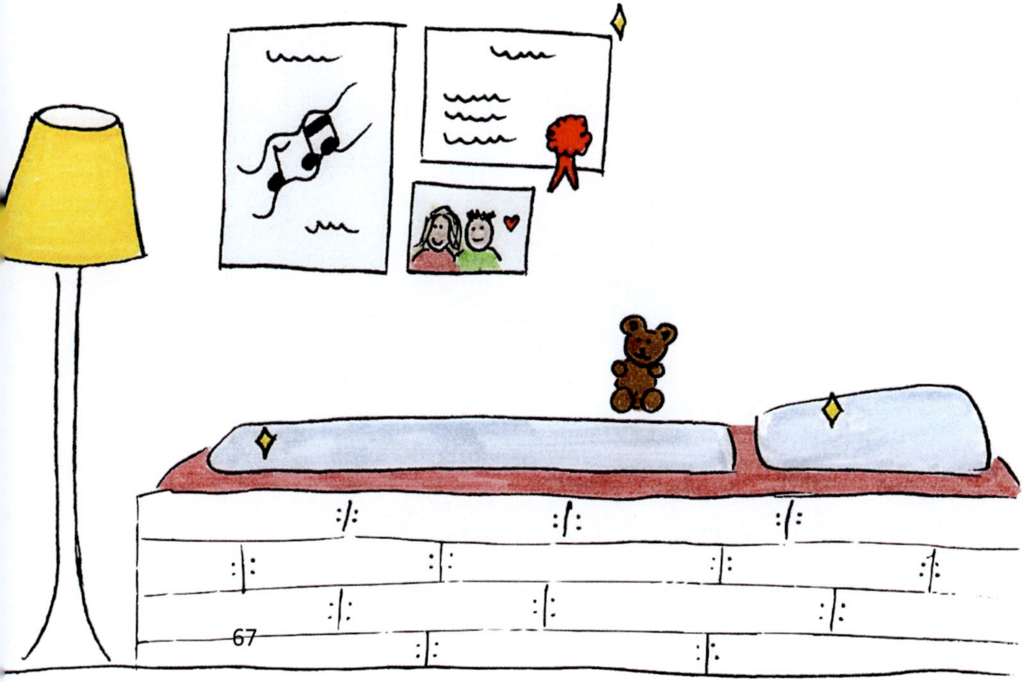
67

Es ist soweit.

Luisa klopft an seine Tür.

Hannes ist ganz aufgeregt.

Er lässt Luisa in sein Zimmer.

Luisa hat einen Film mitgebracht

und Popcorn.

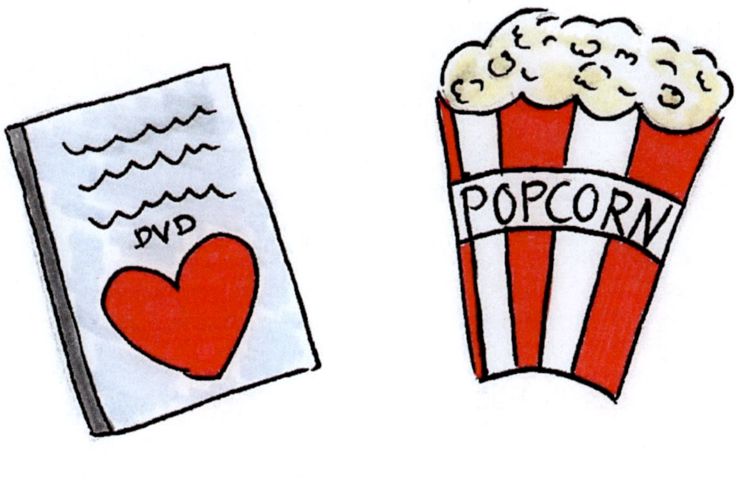
DVD
POPCORN

Luisa und Hannes kuscheln sich aufs Bett

und schauen sich den Film an.

Als sie kuscheln, bekommen beide schöne Gefühle.

Hannes fragt Luisa:
„Hast du immer noch deine Tage?"

Luisa antwortet darauf:
„Nein. Die sind schon wieder vorbei."

Hannes schaut Luisa tief in die Augen.

Jetzt ist es soweit.

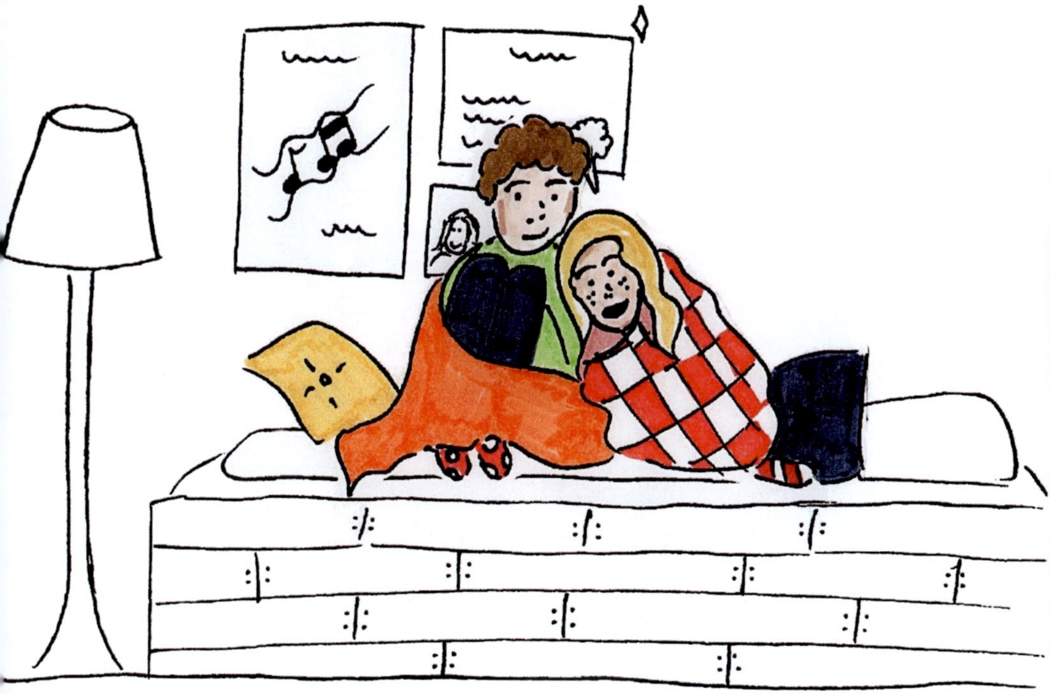

Luisa zieht Hannes das T-Shirt aus
und fragt:
„Hannes, hast du die Tür abgeschlossen?"

„Nein. Habe ich vergessen", antwortet Hannes.

Hannes steht auf,
hängt ein Schild an seine Tür.
Auf dem Schild steht: Bitte nicht stören!
Hannes verschließt die Tür.

Es ist soweit.

Die schönen Gefühle werden stärker.

Hannes und Luisa haben
ihren ersten gemeinsamen Sex.

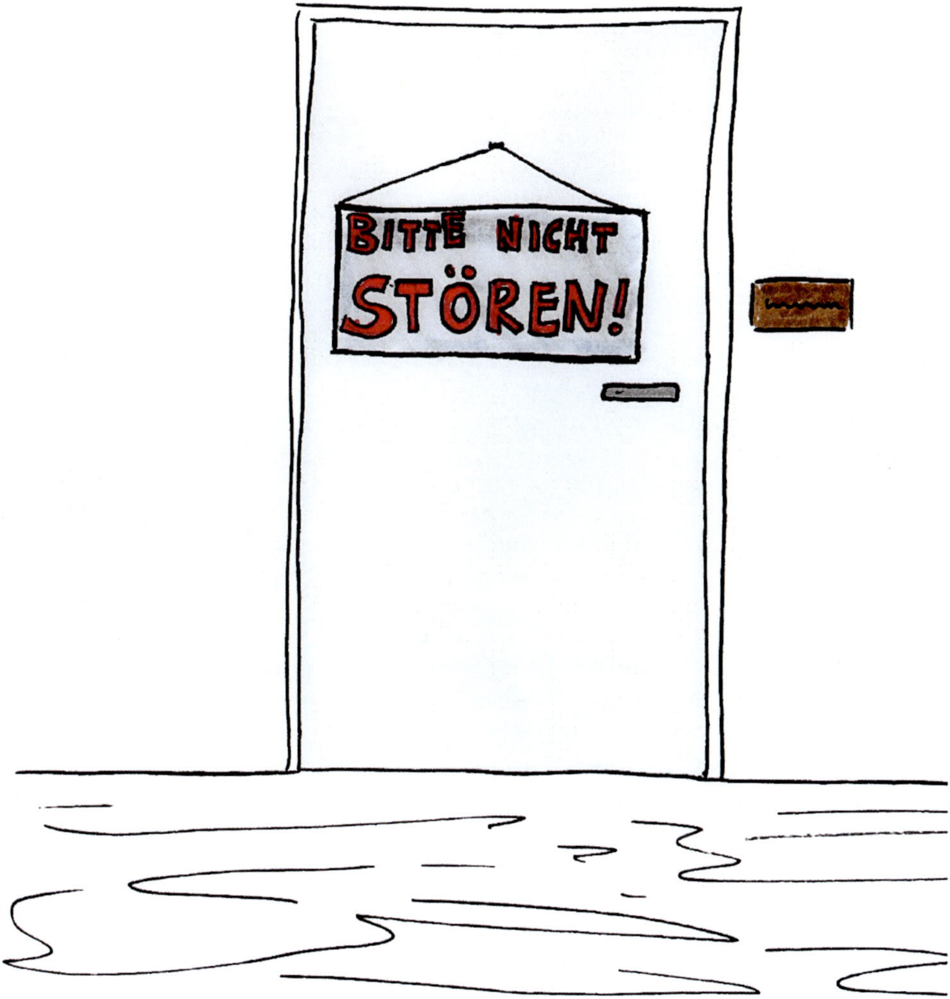
BITTE NICHT
STÖREN!

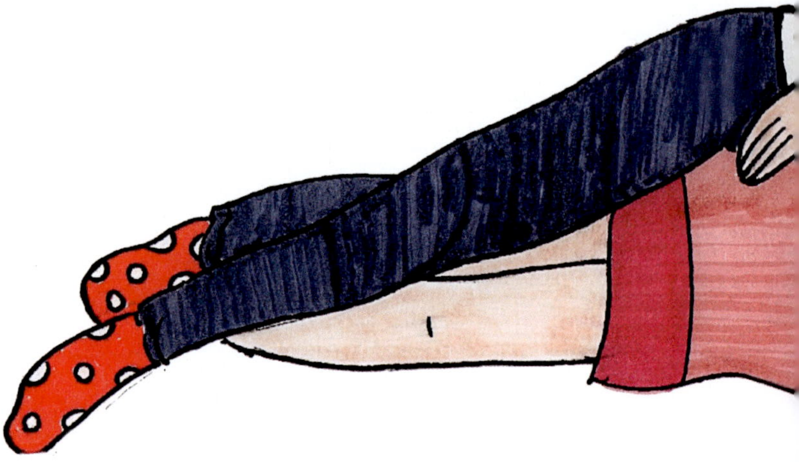

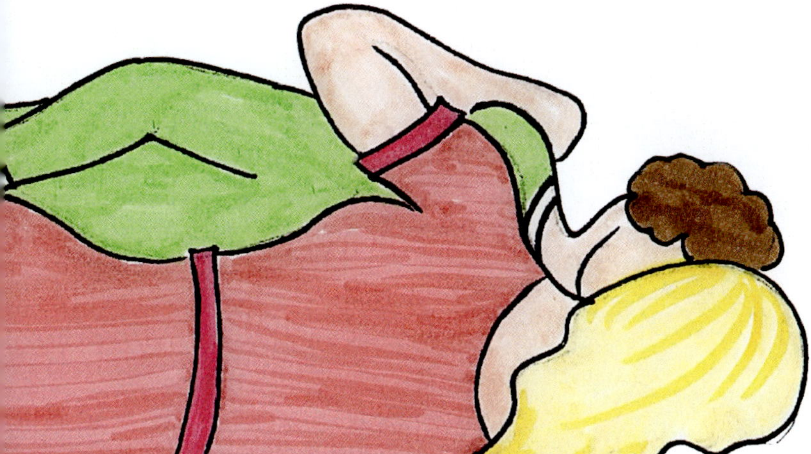